認知症にならない
100まで生きる食事術

牧田善二

JN004016

文春新書

1418

はじめに　認知症は食生活で防げる

◎アルツハイマー病は脳の糖尿病

なぜ糖尿病の専門医が認知症についての本を書くのか、不思議に思われている方もいることでしょう。

その理由は、ひとことで言えば、**アルツハイマー病は脳の糖尿病で、糖尿病がアルツハイマー病を引き起こす最大の原因**だからです。

私の専門は糖尿病ですが、正確には生化学という学問を長年学んできた医学研究者です。中でも、老化を進め、認知症の原因でもあるＡＧＥと呼ばれる物質のことを四五年間にわたって研究してきました。極めて多くの方に認知症の検査を行って、「予防」という治療法を行ってきました。

ＡＧＥとは、「Advanced Glycation End-products」の略語です。日本語では、「終

末糖化産物」と訳されています。

実は私はアメリカのロックフェラー大学医生化学講座でＡＧＥの研究をしているときに、血液中や尿中のごく微量なＡＧＥを測定する方法を世界で初めて見つけて、一九九二年、科学雑誌『SCIENCE』に発表しました。この発表は世界的な反響を呼び、ＡＧＥの研究が進む一つのきっかけになったのです。

そして、ＡＧＥは認知症だけでなく、私たちが老化する最大の原因だということが次第に明らかにされてきたのです。**ＡＧＥこそは老化を招く人類最大の敵**なのですね。

あなたは認知症になるのは、歳をとってからだと思っていませんか？　つまり、認知症は年寄りの病気で、今あなたが四〇歳や五〇歳だったら、自分には全く関係のない病気だと考えているでしょう。

それはとんでもない間違いで、そういう考えの人が認知症をおびき寄せてしまうのです。

◎認知症という病気は、二〇年かけて出てくる

まずあなたが知るべきことは、認知症という病気は、二〇年かけて出てくる病気だということなのです。ですから、三〇歳を超えたら、この病気にならないような食事を心がけて、二〇年先に認知症にならないようにする行動を始めなければダメなのです。

もうひとつ大書しておきたいのは、例えば六〇歳を過ぎて、認知症になってから治療することは不可能だということなのです。

この病気はなってしまうと絶対に治らない点が特徴なのです。認知症にならないためには予防しか治療方法はありません。つまり、普通の病気のようになってから治療して治すのではなく、ならないように予防することが唯一の治療なのです。

その予防治療についてはすでに自著の『アルツハイマー病にならない習慣』（フォレスト出版）という本で詳しく書きました。

詳細は第８章で述べますが、簡単に言っておきますと、脳のＭＲＩ画像を使って海馬の萎縮を正確に調べるＶＳＲＡＤ《ブイエスラド》という検査を定期的に行う。そしてわずかでも海

馬の萎縮が進行してきたら、イチョウ葉エキスという健康食品の摂取を開始する。その量や製品の種類も重要です。

◎認知症は不適切な食事が原因で起こる

このように検査して、脳の変化を早期に見つけて予防治療するのも大事ですが、**最も大切なのは適切な食事をして脳の萎縮を進めないこと**です。

なぜなら、**認知症は不適切な食事が原因で起こる病気**だからです。

ですから、この病気の予防にとっては、食べることが非常に重要になってきます。

フランスの美食批評家・ブリア＝サヴァランは、「あなたが普段食べているものを言ってみたまえ。あなたがどんな人か言ってみせよう」と言いました。

それに倣《なら》って私が格言風に言うならば（ちょっとエラそうになりますが）、「あなたが普段食べているものを言ってください。あなたがどんな病気にかかりそうか言ってみせます」となるでしょう。

認知症は糖尿病という病気に非常に似ています。糖尿病も一度なったら絶対に治らない病気です。どんなに食事に気をつけて運動して薬を飲んでも、絶対に治りません。実は、認知症と同じで、糖尿病も二〇年前からその兆候は始まっているのです。つまり、糖尿病を避ける食事をしなかったツケは、なんと二〇年後に糖尿病として出てくるのです。

今アンケートをとると、認知症になりたくないという人ががんになりたくない人の数をしのいでいます。何故かと言うと、認知症は治らない病気であることを皆さんがご存じだからだと思います。つまり、人々が最も恐れる病気はがんではなく認知症なのです。

この本を通して、**「認知症にならない食事」**とはどういうものかを知って欲しいと思います。

きっとあなたが驚くのは、**認知症を予防するために気をつけなければならないのは、あなたたちが毎日食べているご飯やパンやラーメンやパスタやお菓子やケーキだとい**

う事実です！

いちばん好きなものが認知症の原因だなんて、びっくり仰天じゃないですか。

これから、それはどうしてなのかということを、わかりやすく簡単に説明していきます。

もちろん、皆さんが知りたいのは医学的な理由や理屈ではなく、どうしたらいいかという具体的な方法ですよね。この本では、そのやり方を医学的な立場から詳しく説明します。

同じ事柄が繰り返し出てきますが、「何だまたそれか」と思われるのではなくて、それだけ大事なことですので、その都度、頭に入れていただければ幸いです。

この本を読んで、将来、絶対に認知症になることのない脳を作ってください。

認知症にならない100まで生きる食事術◎目次

【第3章】食事が大切な理由

【第4章】原始人類の食事こそが理想

構成・文：石橋俊澄　表紙写真：志水隆

【第1章】認知症にならないために

◎六五歳以上の五・四人に一人が認知症

認知症は、最近、効果が認められる薬も出てきてはいますが、一度発症したら治らない病気であることは、「はじめに」で述べました。

では、最初に、認知症がどれだけの勢いで私たちの身近に迫っているかを見てみます。

【図1】をご覧ください。

高齢化の進展とともに、認知症患者数も増加しています。「日本における認知症の高齢者人口の将来推計に関する研究」にもとづく内閣府の推計では、六五歳以上の認知症患者数は二〇二〇年に約六〇二万人、二〇二五年には約六七五万人（有病率一八・五パーセント）と五・四人に一人程度が認知症になると予測されています。

現在は二〇二三年ですから、ほぼ六五歳以上の五・四人に一人が認知症患者であると言っていいでしょう。それは恐ろしいほどの数字です。

【図1】 65歳以上の認知症患者の推定者と推定有病率

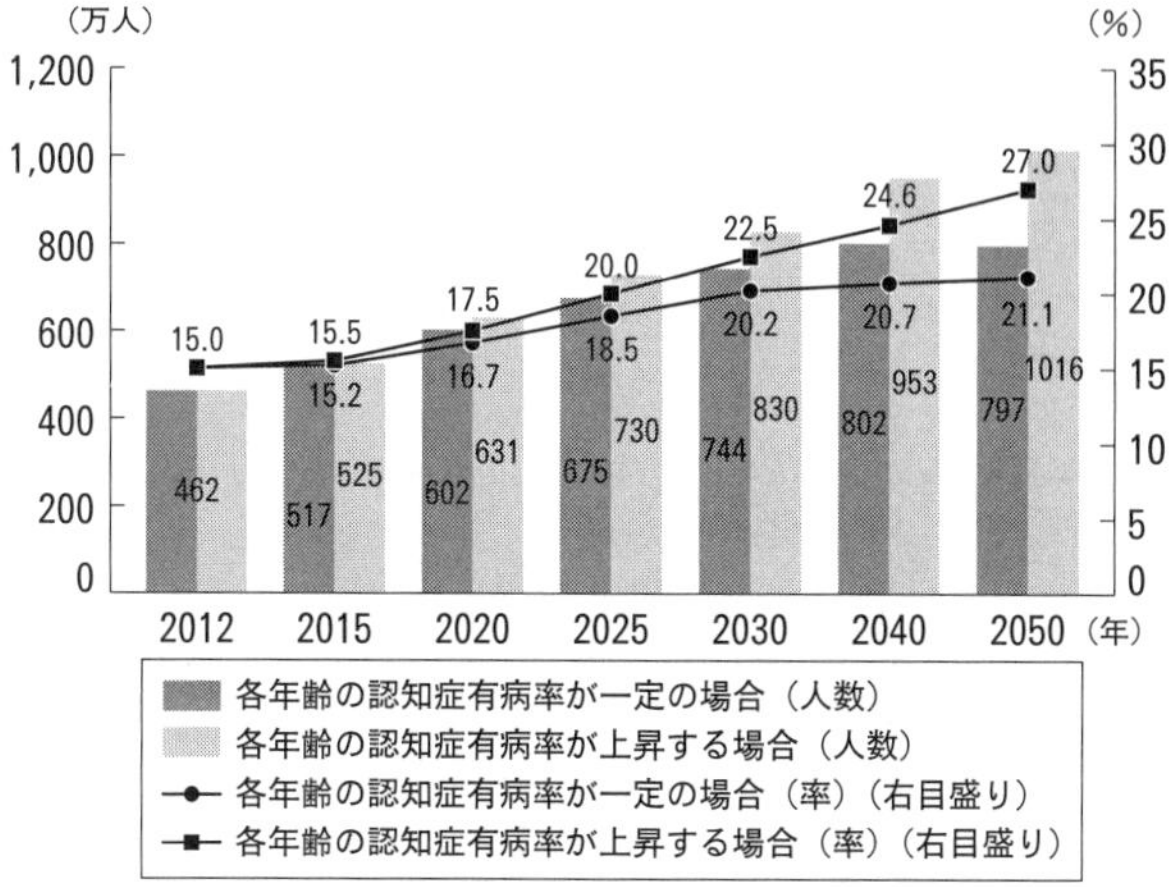

［出典］「日本における認知症の高齢者人口の将来推計に関する研究」（平成26年度厚生労働科学研究費補助金特別研究事業 九州大学二宮教授）より内閣府作成。

次に、認知症の人の推定人数・有病率の将来予測についてですが、厚生労働省がまとめた数字によれば、**八〇歳を超えると認知症の有病率は二割を超えます**。さらに九〇歳以上になれば、男性では四二・四パーセント、女性は七一・八パーセントが認知機能に問題を抱えるというのです。

人生一〇〇年時代が到来したとはいえ、これでは何のための長生きなのかわかりません。

◎圧倒的に多いアルツハイマー型認知症

ここで、認知症とはどんな病気なのかを簡単に説明しておきます。

認知症はその原因によって次の四つのタイプに分かれます。

◎長い年月をかけて脳が変性していく**「アルツハイマー型認知症」**

◎脳梗塞や脳出血などの疾患に付随して生じる**「血管性認知症」**

◎脳内にレビー小体というタンパク質が蓄積されることが原因の**「レビー小体型認知症」**

◎前頭葉や側頭葉が萎縮して起きる**「前頭側頭型認知症」**

この四つを「四大認知症」と言います。血管性認知症とレビー小体型認知症で一〇〜一五パーセント、前頭側頭型認知症が五パーセント前後ですが、この中で六〇〜七〇パーセントを占め圧倒的に多いのが「アルツハイマー型認知症」で、本書のテーマとなるアルツハイマー病です。

アルツハイマー病を初めて発見したのは、ドイツの精神科医アロイス・アルツハイマー氏です。彼が診察した五一歳の女性患者は、記憶障害のほかに夫が浮気をしていると思いこむ嫉妬妄想がありました。女性の死後に、脳を解剖して顕微鏡で見たところ、老人斑というシミや神経の変化が見つかり、それを学会で報告したのです。

それが一九〇七年のことでした。

過去においては珍しい病気の一つでしたが、それから一〇〇年も経たないうちに激増し、社会問題の一つになったわけですから驚きです。

五〇歳を過ぎた頃から誰でも物忘れが増えてきます。話しているときも、「あれ」とか「それ」がやたらと出てきます。

「何をしようと思って、この部屋に来たんだっけ？」

「顔は浮かんでいるのに、あの人の名前が思い出せない」

「この前行ったあの店の名前、なんだっけ？」

こんなことは日常的に起きてきますが、それは脳の自然な加齢現象と言えるでしょう。

そうではなく、困るのは、自分が物忘れしていることがわからなくなった時です。周囲から見たら明らかにおかしいのに、自分だけがわからない。その時には、すでに治しようもない状態になっているわけです。

◎よくあるアルツハイマー病の症状

周囲の人が「あれ？　おかしい」と感じるアルツハイマー病の症状は、次のようなことがよく挙げられます。

- 何度も同じことを聞いてくる
- 何度も同じことを言ってくる
- 時間の感覚がわからなくなる
- 場所がわからなくなる
- 身なりに構わなくなる
- ぼーっとしている

- **一日中何気なくテレビを見ている**
- **好きなことに関心がなくなる**

これ以外にも、イライラするとか不眠とか、いろいろな症状として現れます。

アルツハイマー病は突然なるのではなく、そこに至るには二つの段階があるとされています。

1. **主観的認知機能低下**（SCD）
様々な検査で認知機能の低下は見られないが、右のような症状についての自覚がある状態

2. **軽度認知障害**（MCI）
物忘れが主な症状となるが、日常生活には大きな支障はなく、認知症とまでは診断されない状態

3．ＭＣＩのうち一〇〜一五パーセントがアルツハイマー病に移行する

アルツハイマー病の症状が出て診断がつくような時には、すでに重症段階に入っていて、治すことも、止めることもできなくなっているわけです。

実は、アルツハイマー病の大きな特徴の一つは、始まった時期と発症した時期に大きな隔たりがあるということなのです。

それは発症してからも比較的穏やかに過ごせるということを意味するのではありません。アルツハイマー病が始まっているのに、気が付かない期間が長いという悪いことを意味します。

しかし、ずいぶん前に始まっていたであろう初期の段階で病気を見つけ、そのときに手を打っておけば、進行を止めることはできます。

大事なことは、水面下で静かに進行している無症状の段階で、いかに予防治療を行うかということになるでしょう。

◎アルツハイマー病はどのようにして起きるのか？

では、アルツハイマー病はどのようにして起きるのでしょうか。現在では、かなり多くのことがわかっています。

簡単に言いますと、**「アミロイドβ」と呼ばれるタンパク質が脳に過剰に蓄積することで神経細胞を死滅させて、脳が萎縮するとアルツハイマー病を発症する**、ということになります。

アミロイドβが過剰に蓄積した脳には、「老人斑」という茶色のシミができています。老人斑は「アミロイドβ凝集（塊）」とも呼ばれ、アミロイドβにＡＧＥが溜まることで生まれます（詳しくは68ページ参照）。

この老人斑が脳の萎縮を進行させるのです。どのくらいの量が沈着すると、アルツハイマー病が発症するのかは、個人差もあるためにはっきりしていません。

こうした脳の変化は、側頭葉の内側奥深くにある大脳皮質の一部である**「海馬」**で最も早く、かつ強く現れます。この海馬は記憶を司る器官ですから、そこが起点となって脳が萎縮していくために、直近の記憶から失われていくというわけです。

次ページの画像を見てください。上は健康な人の脳で、下がアルツハイマー病患者の脳です。下の写真で黒く写っている部分は、脳の萎縮したところです。これが再び白く写ることはありません。

アミロイドβは正常な脳の中でも生成されますが、それを排除する物質も働いているので問題は起きません。しかし、加齢によって、溜まる量が排除できる量を上回ってしまうと、やがてはアルツハイマー病につながっていくのです。その蓄積は突然できてしまうのではなく、徐々に、じわじわと時間をかけて進行するのが特徴です。

ですから、理想的には、このじわじわの時期に何らかの対処をしておくということが大事になってきます。


この章の最後に言っておきたいのは、アルツハイマー病は確実に予防できるということなのです。その理由は「はじめに」で述べたように、アルツハイマー病の発症は、あなたが長い年月をかけて蓄積させた食事内容に大いに関係するからです。

【図２】　正常な人とアルツハイマー病に罹患した人の脳 MRI 画像の比較

◎正常な人の脳 MRI 画像（74 歳・女性）

冠状断

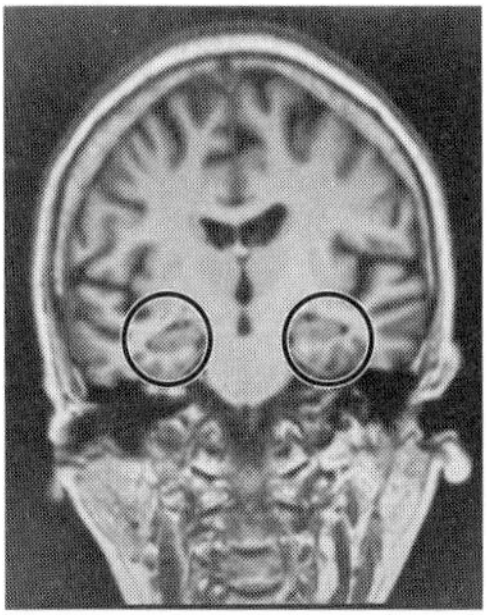

水平断

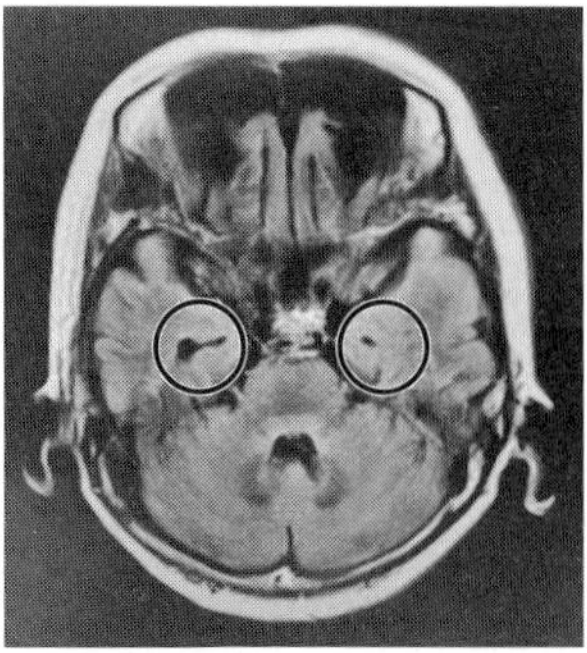

◎アルツハイマー病に罹患した人の脳 MRI 画像（82 歳・女性）

冠状断

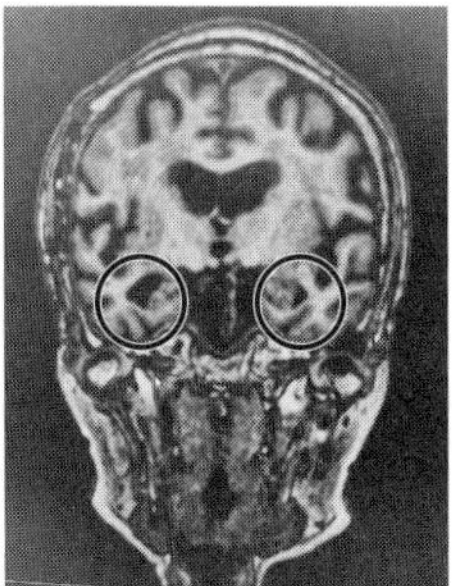

水平断

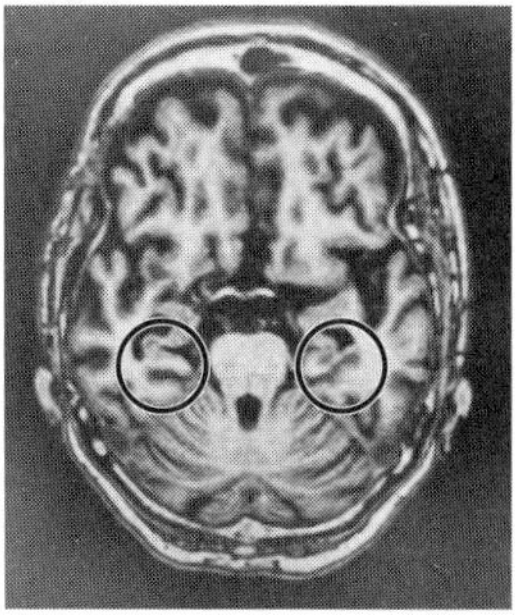

※丸で囲まれた部分が海馬にあたる。

［出典］画像提供：医療法人社団 創知会　メモリークリニックお茶の水

二〇年先を見据えて、日々の食事を考えてゆけば、アルツハイマー病は確実に予防できるのです。

第1章のおさらい

◎六五歳以上の五・四人に一人が認知症患者である
◎八〇歳を超えると認知症の有病率は二割を超える
◎認知症には四種類がある
◎そのうちアルツハイマー型認知症は六～七割
◎アルツハイマー病の特徴は、始まった時期と発症した時期に大きな隔たりがあること
◎脳に「アミロイドβ」が蓄積し、脳が萎縮することでアルツハイマー病は発症する
◎日々の食事を考えてゆけば、アルツハイマー病は確実に予防できる

【第2章】食事があなたのすべてを決める

◎体を老化させるのは「糖化」

「体を老化させるもの」と聞いて、真っ先に思い浮かぶのはなんでしょうか?

アンチエイジング医学で、これまで注目されてきたのは「酸化」でした。「酸化」とはひと言で言えば**「サビ」**です。

体が鉄のようにサビるわけではありませんが、細胞が体内の「活性酸素」によって傷つけられて、老朽化していくことです。酸素は動物が生きていく上で絶対に不可欠のものですが、取り入れた酸素のうち二〜三パーセントが活性酸素となって、体に害を及ぼすのです。

近年、**酸化よりはるかに悪い影響を及ぼすものが他にあることがわかってきました。**

それが「糖化」です。これをひと言で言えば**「コゲ」**となります。タンパク質が糖質と結びついて劣化することです。

・酸化➡体の細胞がサビる
・糖化➡体の細胞がコゲる

この糖化によって体内で大量に作られている悪玉物質が、最近のアンチエイジング医学で注目されています。それが「ＡＧＥ」という物質です。「はじめに」で触れましたね。

ＡＧＥは、それ自体がとても怖いのですが、体内にどんどんたまり、全身のありとあらゆる場所に老化をはじめとして様々な害を引き起こします。

肌のシミはもちろんシワやタルミなどの目に見える老化だけではありません。がんや動脈硬化、骨粗鬆症、白内障、アルツハイマーなど、年齢とともに現れる病気も、ＡＧＥが大きな原因の一つなのです。

老化の最大の原因は、糖化によってできる体内のＡＧＥだということをよく頭に入れておいてください。**ＡＧＥこそは人類の最大の敵**なのです。

◎ＡＧＥはこんがり焼き色がついたものに多い

ＡＧＥについてもう少し詳しく説明しておきます。

ＡＧＥは「終末糖化産物」と訳されるもので、ブドウ糖などがタンパク質と結合して生まれる物質の最終反応物です。とりわけ高熱が加われば、ＡＧＥは大量に生産されます。

最終反応物ですから、一度ＡＧＥになってしまうと、元のタンパク質とブドウ糖に戻ることはありません。

では、「タンパク質とブドウ糖が同時に加熱される」とはどういうものを指すのでしょうか。身近なものがすぐに思い浮かぶじゃありませんか。

から揚げ、トンカツ、照り焼きハンバーグ、パンケーキ、ピザ、お好み焼き、タコ焼き、焼きそば、焼き肉、焼き鳥、鰻の蒲焼き……。

これらの共通点は、どれもおいしそうな焼き色がついていることですね。こんがりした焼き色がつくときに生まれるのがＡＧＥなのです。この焼き色は「メイラード反応」と呼ばれています。ちなみに、プリンについているカラメルのように砂糖（ブドウ糖）だけを焦がしてもＡＧＥは発生しません。

◎ＡＧＥが体内で犯す六つの悪

ＡＧＥが体内でどんな悪さをするのか、ここでまとめておきます。

（１）肌と髪にダメージを与える

これまで肌のシミ、シワ、タルミは紫外線の影響で起きると考えられてきました。しかし最近、内的な要因である「糖化＝ＡＧＥ」が最大の原因であることがわかりました。

（２）肌をくすませる

肌が全体的に黄色っぽくくすむ「黄ぐすみ」も、「糖化＝ＡＧＥ」の進行と関係が深いことがわかっています。肌のタルミと糖化に因果関係があることは、二〇〇八年に世界的な化粧品会社であるエスティローダーが研究結果を発表し、肌のくすみと糖化の関係については、二〇〇九年に日本のポーラが発表しています。

いくらホワイトニングをしても、糖化そのものを防がなければ、肌全体がくすむ老化は避けられません。

（3）骨をもろくする

高齢の女性に多い**「骨粗鬆症」や「変形性関節症」にも、糖化が深く関係しています**。

それは骨の中のコラーゲン線維に老化物質であるＡＧＥがくっついて、骨をもろく硬くし、変形させてしまうからです。ＡＧＥは骨を作る細胞にもくっつくので、骨自体も弱くなり、「骨粗鬆症」の原因となります。

また、ＡＧＥは、六〇歳以上の四人に一人が苦しんでいる「変形性関節症」の原因でもあります。ＡＧＥは、膝や股関節の軟骨や組織に慢性的な炎症を引き起こすのです。

（4）血管を老いさせる

人間の体は三七兆個を超える細胞でできています。その細胞の一つ一つに、酸素と栄養素を送り続けているのが血液と血管です。この血管（特に動脈）が細くなったり、硬くなったり、詰まったりすると、全身の老化につながります。この血管の老化に最も影響を与えているのがＡＧＥなのです。つまり、**ＡＧＥが「動脈硬化」を引き起こしている**わけです。

もう少し説明しますと、「血管に悪玉コレステロールが溜まると、動脈硬化が起きる」という話は聞いたことがあると思います。血管に溜まった悪玉コレステロールに結びついて動脈硬化を起こすものこそが、ＡＧＥなのです。

つまり、悪玉コレステロールが多いことが動脈硬化の原因なのではなく、ＡＧＥ化してしまった悪玉コレステロールがいけないのです。

（５）**白内障を引き起こす**

かすんで見えたり、ぼやけたり、光がまぶしい……としたら、それは白内障の兆候かもしれません。白内障は四五歳以上で増えてくる病気ですが、いちばん多いのが「加齢性白内障」です。これにも糖化が深く関係しています。

眼球の水晶体にある「クリスタリン」というタンパク質は、一生の間に一度も入れ替わりません。ここにＡＧＥが出来るのが白内障の原因です。ですから、糖化の進行をいかに遅らせるかが、白内障を防ぐ上で大事になってきます。

(6) 認知症の原因になる

認知症の六〇～七〇パーセントはアルツハイマー病によって起きますが、遺伝性のものは全体のわずか〇・一パーセント程度です。それ以外は生活習慣の積み重ねによるＡＧＥ化が影響するものと考えられています。

アルツハイマー病にかかるとタンパク質が細い線維を作って脳の神経細胞の外側に溜まります。それが集まるとシミのように見える「老人斑」となります。

この老人斑の中に大量のＡＧＥが含まれています。

また、**糖尿病を持っていると非常に認知症にかかりやすい**。糖尿病の人はそうでない人と比べて、アルツハイマー型認知症に一・六倍なりやすく、血管性認知症に二・五倍なりやすいという報告があります。**「糖尿病性認知症」**という言葉があるほどです。糖尿病と診断されるほどではないけれども血糖値が高い耐糖能異常の段階でも、認知症のリスクは上昇します。

糖尿病があると認知症になりやすい原因として、脳の血管の動脈硬化、体の酸化の増加、ＡＧＥの形成、インスリン抵抗性（後述）などが指摘されています。ですから、認知症を予防するためにも、低血糖を起こさないようにしながら、血糖値をできるだけ良好にコントロールすることが重要です。糖尿病を治療することで、認知機能も改善するという研究が報告されています。

ことほど左様に、**糖尿病は生活習慣病の中でも、人生を左右する最大の曲者**と言っていいでしょう。

◎糖質とＡＧＥをなるべく避ける食生活

これまでは「年をとったら仕方ない」とされてきた多くの病気や不調が、糖化によって引き起こされることがお分かりいただけたと思います。

ＡＧＥは糖化が進んで体の中の化学反応によって生まれるものですが、食べ物にも含まれています。

食品に含まれるＡＧＥのうち、一〇パーセント程度は消化のプロセスで分解されずに体内に残ります。残ったＡＧＥは腸から吸収されて、全身のいたるところに溜まっていきます。

　腎臓がしっかり機能していれば、ＡＧＥはそのほとんどが尿と一緒に外に出て行きますが、最終的には取り込んだ量の六〜七パーセントは体内に残ります。

　大した量じゃないじゃんと思われがちですが、一日三回の食事は一年で一〇〇〇回を超えますね。まさに「チリも積もれば山となる」で、どんどん体の老化は加速してしまいます。


　食事に関する結論を申し上げましょう。あなたが、**若さ、健康、美肌を保ちたいと思うのでしたら、糖質とＡＧＥをなるべく避ける食生活をすればいい**のです。

　ＡＧＥの量は、食材そのものに含まれる量だけではなく、調理方法や食べ方や食べるタイミング、食べ合わせによっても大きく変わるということを頭に入れておいてください（第７章で詳述します）。

　そして、何度も言いますが、アルツハイマー病の起点は、症状が出る二〇年も前にあります。

ですから、その予防を念頭に置いた生活を送るのは、二〇代でも早いことはないのです。もちろん、もう七〇代になったから手遅れだということもありません。誰でもより良い二〇年後を目指すべきなのです。

第2章のおさらい

◎体を老化させるのは「糖化」で、その物質はAGE

◎肌のくすみ、骨と血管の老化、白内障、認知症などはAGEが引き起こす

◎糖尿病を持っていると、非常に認知症にかかりやすい

◎糖尿病は生活習慣病の中でも、人生を左右する最大の曲者

◎一度取り込んだAGEの六〜七パーセントは体内に残る

◎若さと健康を保つためには、糖質とAGEをなるべく避ける食生活をすること

【第3章】食事が大切な理由

◎あなたの寿命を決めるのは食生活

認知症の原因は、糖質とＡＧＥのせいで起きる脳の慢性炎症にあります。

この慢性炎症は、認知症を引き起こすだけではありません。がん、心筋梗塞、脳卒中、糖尿病、腎臓病など、すべての生活習慣病の原因にもなっています。

ですから、**認知症を予防する食事や生活習慣を身に付ければ、これらすべての病気からあなたの体は守られて、健康的に一〇〇歳まで生きることができる**のです。

さらに、あなたの健康だけでなく、若さや仕事の成功、美しい体型、美肌、健康な精神も、あなたは手に入れることができるでしょう。それとは逆に、健康に良い食事を摂らず、生活習慣が間違っていれば、それらのすべてのものをあなたは失くしてしまうかもしれません。

これらすべては毎日あなたが食べる食事で決まります。

あなたの寿命を決めるのは、遺伝ではなく、ライフスタイルなのです。

食べることが、私たち人間にとって最も大事であることは、すでにご理解くださったことと思います。私たち人間だけでなく、犬や猫や牛や羊などすべての生き物も、同じく食べることがすべてです。まず食べ物がなくなると死んでしまうからです。だから、動物は食べるものがすべてだという生き方をしています。野生動物は絶えず必死に食べ物を得ようと努力する毎日を送っています。

食べ物はわれわれ生き物の生死に直結していますが、逆に言えば、病気を避けて健康で長生きするために最も重要な要素です。

◎体の細胞を壊すのは食事

獲って焼いて食べる大昔の狩猟時代でしたら、人間の食事には大して問題はなかったのです。しかし、文明はよりおいしいものを創り出し、より体に悪い食べ方を考案し、そして糖質という最大の毒を生み出しました。いまや私たちは体を害する食べ物に囲まれて生きているのです。

食物の食べ方を間違うと、様々な病気を引き起こしてしまいます。だから正しい食べ方をすることが、とても重要になってきます。

すでにお話ししましたが、私たちはがんよりも認知症のことを恐れています。がんは早く見つければ助かることもあるけれども、認知症は治すことができないからです。

この恐ろしい認知症を予防するのは食事しかありません。だから、認知症にならない食事の方法は私たちにとっていちばん大事なことだといえます。

もう少しだけ面倒な話にお付き合いください。どうして食事が私たちの健康にとって大事となるのでしょうか？

まず、私たちの体を作っている最小単位は細胞です。細胞が集まって組織を作ります。筋肉組織、神経組織などです。その細胞は日々入れ替わっています。

私たちの体は約三七兆個と言われる細胞によってできています。その細胞は、脳の細胞もあれば、肝臓や腎臓の細胞などもあり、臓器によって少しずつ形や働きは違っていますが、根本はみんな同じです。

食事が間違っていると細胞に異変が起きて、がん細胞が出来ます。例えば、肝臓の細胞が新しく作られるときに、誤ってがん細胞が一つできるとそれがどんどん大きくなり広がって転移し、命を奪うことになります。このがん細胞ができないようにする方法が、すべて私たちの食事にかかっているのです。

がんだけではありません。食事の内容が悪ければ、糖尿病や心筋梗塞、脳卒中、腎臓病などの生活習慣病（文明病）が起きてしまいます。これらの病気を防ぐには、日々の食事がすべての鍵を握っています。

アルツハイマー病の原因も食事です。もしあなたが認知症にならずに長生きしたいのであれば、どうしても正しい食事を学ぶ必要があるのです。

◎何歳からでも人は若返ることができる

病気の予防から一歩進めて、食による若返りについてもお話ししておきましょう。

老化物質ＡＧＥは全身のタンパク質に溜まると申し上げました。でも、溜まったＡＧＥはタンパク質が新陳代謝で入れ替わるときに一緒に消えるのです。

例えば、血液中のタンパク質は数分から長くても数カ月で入れ替わります。ですから、チャンスはここにあります。入れ替わった後で新たにＡＧＥを溜めなければ、血管がもろく硬くなることを阻止できるのです。血管の状態が良くなれば、動脈硬化防止にも良いし、全身に栄養素がきちんと届くようになります。

皮膚（表皮）に関して言えば、皮膚は四〇～五〇日で総入れ替えされるので、シワ、シミ、タルミなども減らすことができるのです。

ここに大書しておきたいのですが、これらの変化は、何歳からでも起こすことができます。ＡＧＥを抑える食生活を一～二週間続けるだけでも、何らかの変化は実感できるはずです。

四〇歳からそうした対策を始めても、数年後に三〇代のときよりも健康な体や美しい肌を手に入れることは、決して夢ではありません。

体の糖化による様々な害を防ぐには、毎日の小さな努力を積み重ねることが何よりも大切です。「年だから手遅れだ」などと思う必要はどこにもありません。

◎紫外線を浴びてもＡＧＥは増える

ＡＧＥは紫外線を浴びることでも体内に増えるので、気をつけなければなりません。その最もわかりやすい例が「シミ」です。誤解されがちですが、シミは肌がやけどを負った痕ではありません。紫外線を浴びることでＡＧＥが作られ、それが部分的に溜まったのがシミなのです。

次ページのグラフをご覧ください。

これは様々な年代の被験者の皮膚のＡＧＥ量を測定した結果です。

二九歳の被験者の場合、よく日に当たる眉間は二九・七パーセント、服を着ているため日に当たらない乳房は一・三四パーセントでした。紫外線によって、二二倍ものＡＧＥが身体に溜まってしまうということがよくわかります。

さらに、年齢を重ねていくことで総じて、ＡＧＥ量が増えていることもわかるでしょう。女性の六一歳と二九歳の被験者を比較すると、顔面に関して言えば、前者は後者のおよそ二倍のＡＧＥ量になっています。歳を取ればそれだけ長い時間、日光に晒《さら》されてきたからです。

【図３】 年代別・部位別の皮膚 AGE 量　年齢・性別に関係なく、紫外線対策を！（上の図：女性、下の図：男性）

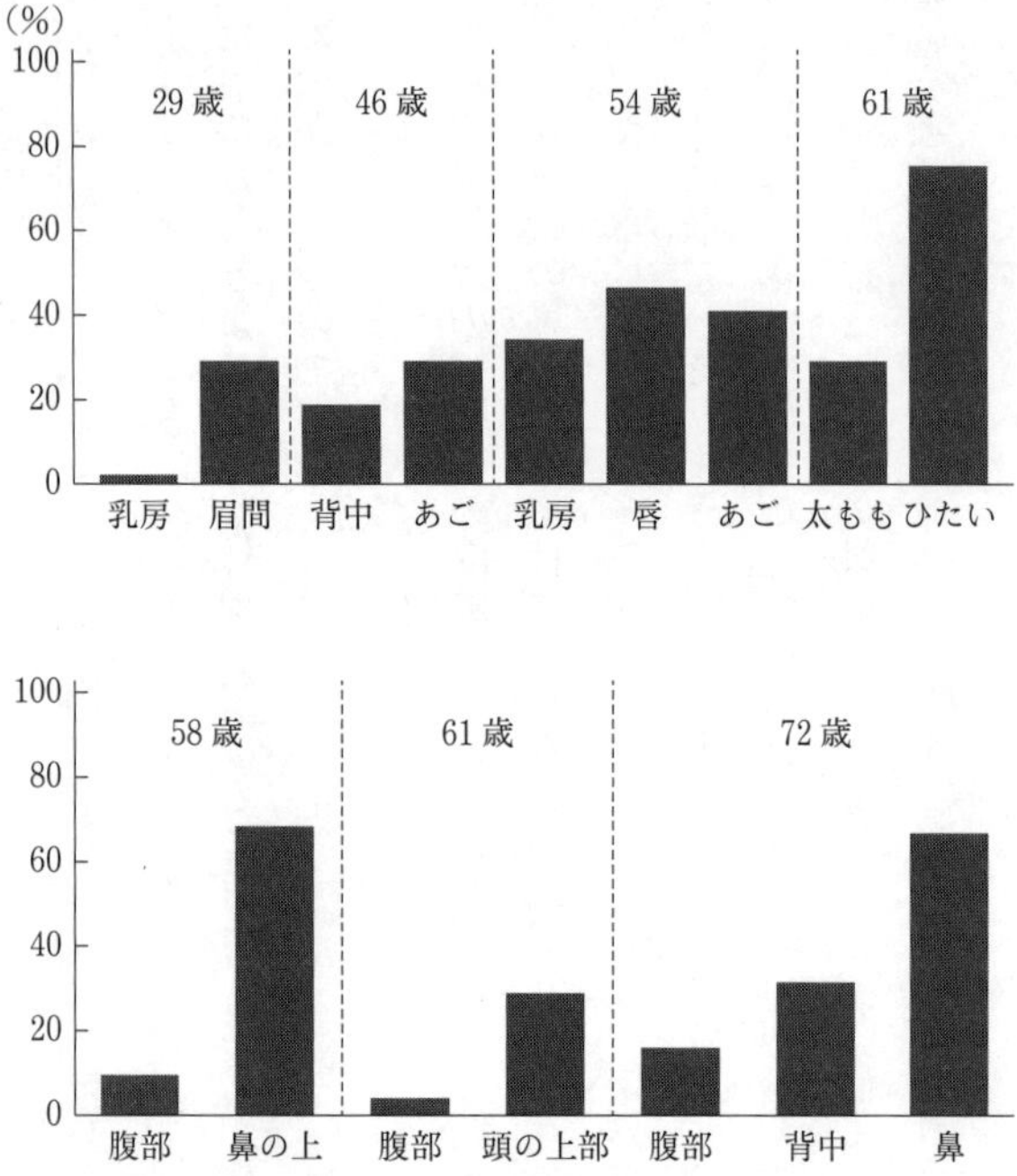

［出典］ British Journal of Dermatology, 145:10–18. 2001 掲載内容を基に作成。

体内のＡＧＥを増やさないためには、夏でも薄めの長袖で過ごして、紫外線から全身を守る必要があります。

アルツハイマー病を予防したいのならば、年齢、性別に関係なく、紫外線は極力避ける生活を心がけましょう。

第3章のおさらい

◎認知症を予防する食事をすれば、健康的に一〇〇歳まで生きられる

◎あなたの寿命を決めるのは、遺伝ではなくライフスタイルである

◎体の細胞を壊すのは食事である

◎AGEを抑える食生活を一～二週間すれば、その変化を実感できる

◎AGEは紫外線を浴びることでも体内に増える

◎体内のAGEを増やさないために、夏でも長袖で過ごして紫外線から身を守る

【第4章】原始人類の食事こそが理想

今まで述べてきたことの要点は、「糖尿病の人は認知症になりやすい」と、「健康のポイントは糖質とＡＧＥの抑制にある」ということですね。

では、そのためにはどんな食事が理想なのかを考えてみましょう。

◎米と小麦に含まれていた罠

約二四〇万年前、私たちの大元の祖先であるホモ・ハビリスが誕生してから、人類はずっと狩猟と採集で食物を得てきました。一世代を二五年とすると、実に、約九・六万世代が、木の実や山菜、魚、ときどき仕留めることに成功した獣の肉を食べたりして生きながらえてきたのです。

ということは、狩猟と採集でまかなえる食料に、人類に必要な量の糖質は含まれていたと考えていいでしょう。

それに対して、農耕が始まったのは約一万年前でしかありません。人類の長い長い歴史から考えれば、米や小麦を口にするようになったのはつい最近の話で、約四〇〇世代しかありません。

農耕によって安定的な食糧確保が可能となり、世界の人口が増えていったのは事実です。とくに、米やパンなどの炭水化物は、簡単にお腹を満たしてくれるし体のエネルギー源にもなるから、歓迎されたことでしょう。

しかし、そもそも私たちの体は、今ほど多量な糖質を摂取するようにはプログラミングされていないのです。現代の私たちの食事は、明らかにＤＮＡに反しているのです。

米や小麦といった炭水化物をたくさん栽培できる農耕技術を手にしたとき、すでに人類は**糖質の罠**にはまってしまったのです。

◎炭水化物と砂糖が脳に刻み込んだもの

イタリア人がパスタを愛するように、日本人は白米が大好きです。

多くの日本人にとってお米に対する〝信仰〟は絶対的なもので、「一粒もムダにしないように」とか、戦中戦後にひもじい思いをした親からは「ご飯が食べられるだけで幸せだ」と刷り込まれました。

誰でもそうですが、若いうちはエネルギーをいくらでも消費するので太ることはあまりありませんでした。こうしてたくさん食べているうちに「炭水化物は美味しい」という記憶がしっかりと脳に刻み込まれました。

これはあなたに限ったことでも、日本人に限ったことでもありません。農耕技術が発達し、米や小麦など様々な炭水化物が行き渡り「主食」となったことで、世界中の人たちの脳に同様の記憶が刻み込まれたのです。

そして、人類は次の最悪のステップを踏むことになります。

一八世紀にイギリスで起きた産業革命を経て、精製された砂糖というものが出回るようになりました。**諸悪の根源はこの砂糖にある**と言って良いでしょう。人類の脳に、「甘いものは美味しい」という強い記憶が加わってしまうのです。

炭水化物と砂糖ができたことによって、人間が口にする食物は変化していき、現代はとんでもないところまで行き着いてしまったと言えるでしょう。

◎食品メーカーは、消費者の脳を狙い撃ちにする

私たちの遠い祖先は、生きるために食べ物は自分で調達していました。

ところが、「食べ物を作って売る」ことがビジネスになってしまうと、状況は大きく変わります。人間の最大欲求である「食欲」に訴える食品業界は、不特定多数を相手にしてすさまじい成長を遂げてきました。

多くの食品業者は、消費者が自社の商品を繰り返し買ってくれることで生まれる利益を至上命題としますから、そこで消費者の「健康」などは構っていられなくなります。

試しにコンビニに行ってみてください。ここは糖質と食品添加物の巣窟です。むしろ体に安全でいいものを見つける方が難しい。とりわけ、甘味と炭水化物は二四時間いつでもいくらでも手に入ります。実に恐ろしいことです。

アメリカを中心として、頭のいい一部の大手食品メーカーは、人々が繰り返し食べたくなる食品について研究を重ねました。そして行き着いたのが「至福点」です。

至福点とは、文字通り「最も美味しいと感じる最大点」のことです。

血糖値が上がれば人は一瞬ですがスカッとしたいい気持ちになります。体調が良くなったわけではなく、脳が「気持ちいい」と感じているだけのことです。これが至福点なのですね。

そして、脳が一度、至福点を覚えてしまうと、「また気持ちよくなりたい」と繰り返し求めます。言葉は悪いのですが、いわば麻薬のようなもので、脳が支配されている状態です。

清涼飲料水メーカーは、この「もっと欲しい」状態になるには、どの程度の糖質を混ぜれば、それが可能になるかを研究しました。ちなみに、五〇〇ミリリットルのコカ・コーラ一本には、五六・五グラム（角砂糖一四・一個分！）の糖質が含まれています。コカ・コーラだけではなく、多くの清涼飲料水はどれも似たようなものです。ジュース類、缶コーヒー、スポーツドリンクも糖質だらけです。【図4】、【図5】をよくご覧ください。飲料水の炭水化物とはほとんどが糖質のことです。

至福点に着目して作られた食品は、あなたを一瞬は幸せで満たしてくれます。しか

【図4】人気の缶コーヒー飲料の炭水化物量（ペットボトル等含む）

商品名	100 ml/100 g あたりの炭水化物	容量	1 本あたりの炭水化物	1 本あたりの角砂糖
ジョージア マックスコーヒー	9.8 g	250 g	24.5 g	6.1 個
スターバックス カフェラテ	9.0 g	200 ml	18.0 g	4.5 個
ボス とろけるカフェオレ	8.8 g	500 ml	44.0 g	11.0 個
ボス カフェオレ	8.3 g	185 g	15.4 g	3.9 個
ダイドーブレンド ブレンドコーヒー	8.2 g	185 g	15.2 g	3.8 個
ドトール カフェ・オ・レ	7.4 g	480 ml	35.5 g	8.9 個
ジョージア エメラルドマウンテンブレンド	6.9 g	185 g	12.8 g	3.2 個
ボス レインボーマウンテンブレンド	6.8 g	185 g	12.6 g	3.2 個
ワンダ モーニングショット	6.8 g	185 g	12.6 g	3.2 個
ダイドーブレンド プレミアム デミタス微糖	5.3 g	150 g	8.0 g	2.0 個
ジョージア ザ・プレミアム微糖	3.2 g	260 ml	8.3 g	2.1 個

メーカー HP より数値を計算（小数第 2 位は四捨五入）

【図5】人気の清涼飲料水の炭水化物量

商品名	100 ml/100 g あたりの炭水化物	容量	1本/1袋 あたりの炭水化物	1本/1袋 あたりの角砂糖
in ゼリー エネルギー	25 g	180 g	45 g	11.3 個
オロナミンＣドリンク	15.8 g	120 ml	19 g	4.8 個
デカビタＣ	13.5 g	210 ml	28.4 g	7.1 個
ウェルチオレンジ 100	12 g	800 g	96 g	24 個
コカ・コーラ	11.3 g	500 ml	56.5 g	14.1 個
三ツ矢サイダー	11 g	500 ml	55 g	13.8 個
カルピスウォーター	11 g	500 ml	55 g	13.8 個
レッドブル・エナジードリンク	11 g	250 ml	27.5 g	6.9 個
ファンタ オレンジ	10.5 g	500 ml	52.5 g	13.1 個
C.C. レモン	10 g	500 ml	50 g	12.5 個
カナダドライ ジンジャーエール	9 g	500 ml	45 g	11.3 個
野菜生活 100 オリジナル	（糖質）7.8 g	200 ml	（糖質）15.6 g	3.9 個
オランジーナ エアリー	7.5 g	420 ml	31.5 g	7.9 個
野菜一日これ一本	（糖質）6.6 g	200 ml	（糖質）13.2 g	3.3 個
ポカリスエット	6.2 g	500 ml	31 g	7.8 個
い・ろ・は・す もも	4.8 g	540 ml	25.9 g	6.5 個
アクエリアス	4.7 g	500 ml	23.5 g	5.9 個

メーカー HP より数値を計算（小数第 2 位は四捨五入。2023 年 9 月末）

し、その一瞬の快楽を続けていたら、将来的にどれほど悲惨なことが待ち受けているかに気付いてください。

◎野菜・肉・魚中心の食事に戻す

では、私たちは食事をどうしたらいいのでしょう。あるいは、どのように変えたらいいのでしょうか。

ひと言で言えば、人類が本来食べるべきものを毎日の食事にすることが大事と言えるでしょう。それはバカげていると思われるかもしれませんが、人類という動物が農耕を始める一万年前以前に食べていた、狩猟採集時代の食事ということになります。

具体的には、その時人類の周りにあった、**植物（野菜）、海藻、動物の肉、魚、貝類**になります。日本の縄文時代の遺跡からも、たくさんの貝殻が発見されています。いわゆる貝塚ですね。

人類の食事は一万年前に、小麦や米の農耕が始まることで激変しました。農耕は食うや食わずの時代から、多くの人のお腹を満たすことができる時代に変えたのです。

飢えからは解放され、食事の安定を人類は初めて経験します。しかし、そのために、肥満や様々な病気を生み出すことにもなりました。

そして現代は飽食のピークを迎えて、砂糖を含んだお菓子、コーラや甘い炭酸飲料など、私たちの体をむしばむ食品で溢れるようになったのです。

皆さんは、犬や猫にパンやご飯を与えると、すぐに糖尿病になってしまうことを知っていますか？　犬や猫は肉食動物で、私たち人間のように雑食動物ではありません。だからご飯やパンのような炭水化物を食べるようには体ができていません。そういうものを食べると血糖値が上がって太ってしまったり、糖尿病になりやすいのです。

私たち人間は雑食動物ですが、ご飯やパンを沢山食べるようにはもともと出来ていなかったということを忘れないでくださいね。

要は、**野菜・肉・魚を中心とした食事に戻すべきなのです**。

第4章のおさらい

◎農耕時代の米や小麦の生産が人類の食事を変えた
◎私たちの体は多量の糖質を摂るようにはプログラミングされていない
◎砂糖の発明こそは諸悪の根源である
◎食品メーカーは消費者の脳を狙い撃ちにしている
◎糖分による至福点を覚えた脳は、もっと欲しがる
◎原始人類が食べていた狩猟時代の食事に戻すのが理想
◎野菜・肉・魚を中心にした食事に戻すべき

#【第5章】あなたが認知症にならない食事とは

◎インスリンの重要な役割

アルツハイマー病は発症するずっと前から始まっています。糖尿病も二〇年前から始まっていると述べました。

糖尿病とアルツハイマー病の共通点は何かと言いますと、ポイントとなるのは「インスリン」です。インスリンはホルモンの一種ですが、脳の働きや、血糖値をコントロールするために、なくてはならない物質です。

よく知られていることですが、血糖値への作用について見てみます。

私たちがご飯やパンやお菓子やジュースなどの糖質を摂れば、分解されたブドウ糖が小腸から吸収され、血液中をめぐります。

ブドウ糖は人間が生きていく上で欠かせないエネルギーですが、現代人は過剰摂取してしまっているために余りまくっています。

そこで、血液中の余ったブドウ糖をグリコーゲンや中性脂肪に換えて、肝臓、筋肉、脂肪細胞などに取り込む働きをしているのがインスリンなのです。

こうしてエネルギー源を貯蔵しておくことで、私たちは遭難しても飲まず食わずで何日間も生き延びることができるのです。

健康な人の血液中にはブドウ糖が大量に残存することがありません。血糖値が上がり過ぎることがなく、糖尿病にならずに済んでいます。


脳について見ていきましょう。

脳においても、インスリンはとても重要な働きをしています。

様々な情報は、脳内のネットワークをリレーして伝わります。そのとき、伝達物質として主役級の働きをするのがインスリンなのです。

かつて、インスリンは膵臓のランゲルハンス島という部位からのみ分泌されると思われていましたが、脳の海馬でも作られていることが明らかになったのです。健康な人は、膵臓も脳もフル活用してインスリンを生産していることになります。

◎アルツハイマー病は脳内で生じた糖尿病

ところが、インスリンが分泌されているのに、働きが悪くなることがあります。それを「インスリン抵抗性」と言います。そしてこれこそが糖尿病とアルツハイマー病の原因が共通していることのポイントです。説明しましょう。

私たちは糖質をたくさん摂取しても、インスリンがきちんと働いている限りは、血糖値はコントロールできています。

しかし、血液中に溢れたブドウ糖に対処するために必死で頑張っているうちに、さすがのインスリンも働きが落ちてしまい、インスリン抵抗性が起きる。

体は「これは大変だ」とインスリンをますます分泌するのですが、もはやその効果はおぼつかなくなってしまいます。こうして、血糖値のコントロールを失い、糖尿病を発症するのです。

では、アルツハイマー病はどうでしょうか。その原因は脳内におけるインスリン抵抗性にあります。

インスリンというホルモンは、身体中の細胞にあるインスリン受容体に結合して効果を発揮します。インスリン抵抗性が起きると、脳細胞のインスリン受容体との結合がうまく行かなくなり、インスリンの働きが弱くなるのです。

インスリン抵抗性が起きると、膵臓で作られたインスリンも脳に届きにくくなります。脳はとても大事な器官ですから、害をなす物質が入らないように、「血液脳関門」という関所が設けられています。

健康な状態なら、インスリンは関所を難なく通過できるのですが、インスリン抵抗性が起きると、ここを通過しにくくなり脳内のインスリンが不足してしまうのです。

生まれつきインスリンがまったく分泌されないのが「1型糖尿病」で、インスリン抵抗性が起きて血糖値のコントロールができなくなるのが「2型糖尿病」です。

脳内にインスリン抵抗性が起きて、脳の情報伝達がうまくいかなくなるのがアルツハイマー病です。

ということは、**アルツハイマー病とは、脳内で生じた糖尿病なのです**。だから私は、アルツハイマー病を「3型糖尿病」と呼ぶべきだと考えているのです。

◎全身のどこにでも存在するＡＧＥ

インスリン抵抗性が起きている段階では、膵臓が「もっと頑張らねば」と、インスリンを大量に分泌します。すると、必要以上の無駄なインスリンが血中に溢れることになります。

血中インスリン濃度が高くなると、がん細胞を増殖させたり、メンタルを不安にしたり、体にいろんな悪影響を与えることがわかっています。糖尿病の人が様々な病気にかかりやすいのは、こうした理由もあります。

人間の体はよくできたもので、インスリンがやたらと増えたら、それを処理する仕組みが備わっています。「ＩＤＥ（インスリン分解酵素）」という酵素によって、不要なインスリンは分解処理されるのです。

実はこのＩＤＥは、脳内のアミロイドβの分解も行ってくれる優れものの酵素です。アルツハイマー病を引き起こすのはアミロイドβであることをすでに述べましたよね。

ですから、驚くべきことに、インスリンとアミロイドβは、同じ酵素によって分解処理されているわけです。

ということは、インスリン抵抗性を起こして血中にインスリンがあふれると、IDEはその分解にかかりきりになってしまう。そして、アミロイドβの分解が疎かになる。結果、脳内のアミロイドβは増えていき、アルツハイマー病のリスクが高まるわけです。

第１章で、アルツハイマー病を引き起こすアミロイドβには大量のAGEが溜まっていることに触れました。それだけではありません、ピック病（認知症の一種）やパーキンソン病にかかった患者さんの脳にもAGEが蓄積されているという報告もあります。

つまり、アルツハイマー病をはじめとする様々な病気の大元にはAGEがあるのです。**AGEの蓄積を食い止めることは、アルツハイマー病やほかの病気の予防に直結するのです。**

ＡＧＥがどうしてそんなに厄介な物質なのか、もう少し説明しておきましょう。

ＡＧＥは私たちの体をあらゆる方向から傷つける、とてもタチの悪い老化促進物質です。

アルツハイマー病の老人斑だけでなく、糖尿病の合併症でボロボロになった腎臓や網膜、動脈硬化を起こした血管内壁、皮膚にできた茶色のシミやシワなど、全身のどこにでもＡＧＥが存在します。

ＡＧＥは、タンパク質や脂肪にブドウ糖が結合することによって生成されます。生成されたＡＧＥは、周囲のタンパク質にベタベタくっついて変質・劣化を促すのです。人体にとって、最悪の物質なのです。

私たちの体はどこもかしこもタンパク質でできています。タンパク質だらけということは、全身どこでもブドウ糖と結合しやすく、ＡＧＥを作り出せるということになります。ブドウ糖が余っていたら、ＡＧＥがどんどん生成されていきます。

ですから、ブドウ糖を体内にあふれさせている人は、糖尿病にかかるだけでなく、

ＡＧＥを発生させて、全身規模でさまざまな病気が進行するわけです。その最も厄介なものが、この本で問題にしているアルツハイマー病なのです。

◎アルツハイマー病をいかにして予防するか

ここまで読んでこられた皆さんは、アルツハイマー病をどうやって予防するかはすでにおわかりですね。

生活習慣を改善することが何よりも重要で、その中心は「食事」ということになります。発症メカニズムは一緒ですから、**アルツハイマー病を防ぐ食事は、糖尿病を防ぐ食事と同じということ**になります。

要は、**糖質の過剰摂取をやめて、ＡＧＥが生まれないようにすることです。ＡＧＥを含む食品を摂らないことも重要です。**

次ページの表で食品に含まれるＡＧＥについてよく学んで下さい。

このリストを参考にAGEの摂取量を減らしましょう

食品名	AGE含有量
牛乳(無脂肪を3分間電子レンジで加熱)	86KU/250 ml
母乳	2KU/30 ml
ヨーグルト	10KU/250 ml
バニラアイスクリーム	88KU/250 ml
アメリカ製プロセスチーズ	2603KU/30g
アメリカ製プロセスチーズ(低脂肪)	1425KU/30g
ブリーチーズ	1679KU/30g
カッテージチーズ	1744KU/120g
フェタチーズ	2527KU/30g
モッツァレラチーズ	503KU/30g
パルメザンチーズ	2535KU/15g
スイス製プロセスチーズ	1341KU/30g
卵	
卵黄(10分間茹でる)	182KU/15g
卵黄(12分間茹でる)	279KU/15g
卵白(10分間茹でる)	13KU/30g
卵白(12分間茹でる)	17KU/30g
卵(マーガリンで焼く)	1237KU/45g
大豆製品	
豆腐(生)	709KU/90g
豆腐(茹でる)	3696KU/90g
豆腐(油で炒める)	3447KU/90g
スープ	
ビーフブイヨン	1KU/250 ml
チキンブイヨン	3KU/250 ml
野菜スープ	3KU/250 ml
混合食品	
イタリアンパスタサラダ	935KU/100g
マカロニとチーズ(焼く)	4070KU/100g
マカロニとチーズ	2728KU/100g
ピザ	6825KU/100g
チーズサンドイッチ(焼く)	4333KU/100g
脂肪性食品	
アーモンド(ロースト)	1995KU/30g

食品名	AGE含有量
アボカド	473KU/30g
バター	1324KU/5g
カシューナッツ(ロースト)	2942KU/30g
マーガリン(植物油)	876KU/5g
マヨネーズ	470KU/5g
マヨネーズ(低脂肪)	110KU/5g
サラダドレッシング シーザーサラダ	111KU/15 ml
サラダドレッシング フレンチ(ライト)	0KU/15 ml
サラダドレッシング イタリアン(ライト)	0KU/15 ml
クリームチーズ	3265KU/30g
オリーブ	501KU/30g
ピーナッツバター	2255KU/30g
調味料	
ケチャップ	2KU/15 ml
マスタード	0KU/15 ml
しょう油	9KU/15 ml
バルサミコ酢	5KU/15 ml
酢	6KU/15 ml
ショウガ	49KU/10g
飲料	
ココア(砂糖入り)	656KU/250 ml
ココア(砂糖なし)	511KU/250 ml
リンゴジュース	5KU/250 ml
オレンジジュース(ビン詰め)	14KU/250 ml
野菜ジュース	5KU/250 ml
コーヒー(1時間作り置き)	34KU/250 ml
コーヒー(インスタント)	12KU/250 ml
コーヒー(ドリップ式)	4KU/250 ml
コーヒー(ミルク入り)	17KU/250 ml
コーヒー(砂糖入り)	19KU/250 ml
コーラ	16KU/250 ml
コーラ(砂糖なし)	3KU/250 ml
紅茶	5KU/250 ml

(出典:『老けたくないなら「AGE」を減らしなさい』(牧田善二著、SB新書))

【図６】食品の AGE 含有量（※単位 KU はキロユニット）

食品名	AGE 含有量
高炭水化物食品	
ご飯	9KU/100g
パスタ(8 分間茹でる)	112KU/100g
食パン(中心)	7KU/30g
食パン(中心をトースト)	25KU/30g
食パン(耳の部分)	11KU/30g
食パン(耳の部分をトースト)	36KU/5g
ベーグル	32KU/30g
ベーグル(トースト)	50KU/30g
パンケーキ	679KU/30g
ワッフル	861KU/30g
コーンフレーク	70KU/30g
ジャガイモ(25 分間茹でる)	17KU/100g
フライドポテト(自家製)	694KU/100g
フライドポテト(ファストフード)	1522KU/100g
スイートポテト	72KU/100g
コーンチップス	151KU/30g
ポテトチップス	865KU/30g
クッキー(手作り)	239KU/30g
クラッカー	653KU/30g
ポップコーン	40KU/30g
白砂糖	0KU/5g
肉	
フランクフルト(豚肉／７分間茹でる)	6736KU/90g
フランクフルト(豚肉／５分間焼く)	1 万 143KU/90g
ハンバーガー(牛肉／６分間揚げる)	2375KU/90g
ハンバーガー(牛肉／ファストフード)	4876KU/90g
ローストビーフ	5464KU/90g
ベーコン(豚肉／電子レンジで 3 分間加熱)	1173KU/13g
ハム(豚肉)	2114KU/90g

食品名	AGE 含有量
ソーセージ(豚肉／電子レンジで 1 分間加熱)	5349KU/90g
鶏胸肉(皮なし)	
生肉	692KU/90g
煮る(1 時間)	1011KU/90g
焼く(15 分間)	5245KU/90g
揚げる(8 分間)	6651KU/90g
電子レンジで加熱(5 分間)	1372KU/90g
鶏胸肉(皮つき)	
チキンカツ(25 分間揚げる)	8965KU/90g
焼く(45 分間)	5418KU/90g
チキンナゲット	7764KU/90g
魚	
サケ(10 分間揚げる)	1348KU/90g
サケ(生)	502KU/90g
サケ(スモークサーモン)	515KU/90g
マグロ(しょう油をつけて 10 分間焼く)	4602KU/90g
マグロ(25 分間焼く)	827KU/90g
マグロ(オイル缶詰)	1566KU/90g
野菜	
ブロッコリー(茹でる)	226KU/100g
ニンジン	10KU/100g
トウガラシ(焼く)	261KU/100g
タマネギ	36KU/100g
トマト	23KU/100g
果物	
リンゴ(生)	13KU/100g
リンゴ(焼く)	45KU/100g
バナナ	9KU/100g
メロン	20KU/100g
レーズン	36KU/30g
乳製品	
牛乳	12KU/250 ml
牛乳(無脂肪)	1KU/250 ml

第5章のおさらい

◎糖尿病とアルツハイマー病に共通するのはインスリン

◎インスリンは膵臓と脳の海馬で作られる

◎インスリンの効きが悪くなることをインスリン抵抗性と言う

◎アルツハイマー病とは脳内に生じた糖尿病である

◎AGEの蓄積を食い止めることは、アルツハイマー病の予防に直結する

◎AGEは体のあらゆる部分を傷つける老化促進物質である

◎アルツハイマー病を防ぐ食事は、糖尿病を防ぐ食事と同じ

【第6章】認知症にならないための食事法（理論篇）

◎太るのはカロリーのせいだとする間違い

食事が大切だということは誰でも知っています。ただ、どういう食事が健康に良いのか、太らない食事とはどういうものなのかを勘違いして、まったく逆の食事をしている方が沢山います。その理由は間違った医学の常識に惑わされているからです。

例えば、「痩せるためにはカロリーの少ない食事をする必要がある」と多くの人は信じています。実際にほとんどすべての医師や栄養士さんはそう言うでしょう。

太っている方が病院に行くと、必ず栄養士さんにカロリー制限の食事を指導して貰いなさいと医師から言われます。なぜならそれが正しいと信じているからです。

私はこうした指導をしている医師を批判したり非難する気持ちはまったくありません。何故ならば、私も大学で教授をしていたころは、学生や若い医師に太るのはカロリーの摂りすぎで、痩せるにはそれを減らす必要があると教えていたからです。当時から糖尿病学会や肥満学会でそのように決まっていたのです。

太ることだけでなく、糖尿病で血糖値を上げるのもカロリーの高い食べ物だと書いてあったのです。つまり、長い間、カロリーの摂りすぎが太る原因で、また血糖値を上げる元だと信じられてきたのです。

◎炭水化物をできる限り減らす

それが変わったのは、血糖値を簡単に測る器械が出来てからでしょう。その初期には、指に小さな針を刺して血を一滴採取する血糖測定器が開発されました。おかげで、患者さんの血糖値が上がるのは、カロリーの高いステーキ二〇〇グラムを食べたりお酒を飲むせいではなく、例えばご飯やパンが原因だということがはっきりわかるようになりました。

ご飯を食べてから血糖値を測ると、軽く二〇〇を超えてしまうのです。しかし、ステーキを食べても血糖値はまったく変わりません。食べる前が一二〇だったら、食べた後も同じ数値なのです。

つまり、医者や栄養士さんは、カロリーの高いものが血糖値を上げると信じた上で治療法を患者さんに指導していたのですが、それはまったくの間違いだったわけです。

医者と栄養士が間違っていることに気づいていないことを、患者さん自身が知ってしまったのです。

それでも、もし皆さんが疑問に思うのならば、自分で血糖値を測ってみれば答えははっきりわかります。血糖値がいちばん上がるのは、砂糖のたくさん入ったコーラやサイダーのような清涼飲料水です。糖尿病でない人でも血糖値が二〇〇近くまで跳ね上がり、びっくりすることと思います。

ステーキで端的にわかるように、血糖値とカロリーはまったく関係がありません。血糖値を上げるのは糖質、つまり主として私たちが毎日食べている炭水化物です。

ですから、**もしあなたが太りたくなかったり、糖尿病になりたくないのならば、炭水化物をできる限り減らして、肉や魚、そして野菜を中心に食べることが大事です。**そして、それが私たち人間という動物が食べるべき食物で、健康に最も良い食事なのです。

◎人が太るメカニズム

ちょっとここで基本に立ち返って、人が太るメカニズムについて簡単に説明しておきます。脂身たっぷりのステーキ二〇〇グラムより、おにぎり一個、ざる蕎麦一枚などの炭水化物の方が太ると述べてきました。

あなたを太らせるのは、脂質ではなく糖質です。糖質はケーキやお菓子などの甘いものだけではありません。繰り返しますが、人を太らせる主な原因は、ご飯やパン、麺類などの炭水化物です。

炭水化物は単糖類、二糖類、少糖類、多糖類など様々です。砂糖はブドウ糖＋果糖です。ブドウ糖などの単糖類がたくさん連なっているでんぷんなどが多糖類、二つくっついているのが二糖類です。いずれにしても、それらは口から入って、消化の過程ですべて一個一個のブドウ糖に分解されます。そのブドウ糖が小腸から吸収されて血液中に送られます。

このとき、血液中にどのくらいのブドウ糖が存在するかを示すのが血糖値です。血糖値は七〇〜一四〇くらいの間を上下しているのが理想ですが、糖質を多く含むものを食べればぐんと上がります。気付かずに二〇〇近くになっていることもあります。
血糖値が上がり過ぎると昏倒して命にかかわりますから、膵臓からインスリンが出て、血糖値を下げる機能が私たちの体には備わっています。【図7】をご覧ください。その仕組みですが、血液中に溢れたブドウ糖を、インスリンがまずはグリコーゲンに換えて肝臓や筋肉に貯蔵します。しかし、貯蔵できる量には限りがあるので、余ってしまったブドウ糖はトリアシルグリセロール（中性脂肪の一つ）に置き換えられ、脂肪細胞に蓄積されます。つまり、これが太るということの実態です。

恐ろしいのは、糖質はほぼ一〇〇パーセント、ブドウ糖になり、無駄なく吸収されることです。ですから、炭水化物をたくさん食べれば、体の脂肪が増えてどんどん太っていくのは当たり前なのです。

◎糖質中毒は脳の病気

さて、ここからが問題です。要は、太ってしまった、だけでは済まないからです。

【図７】 肥満のメカニズム

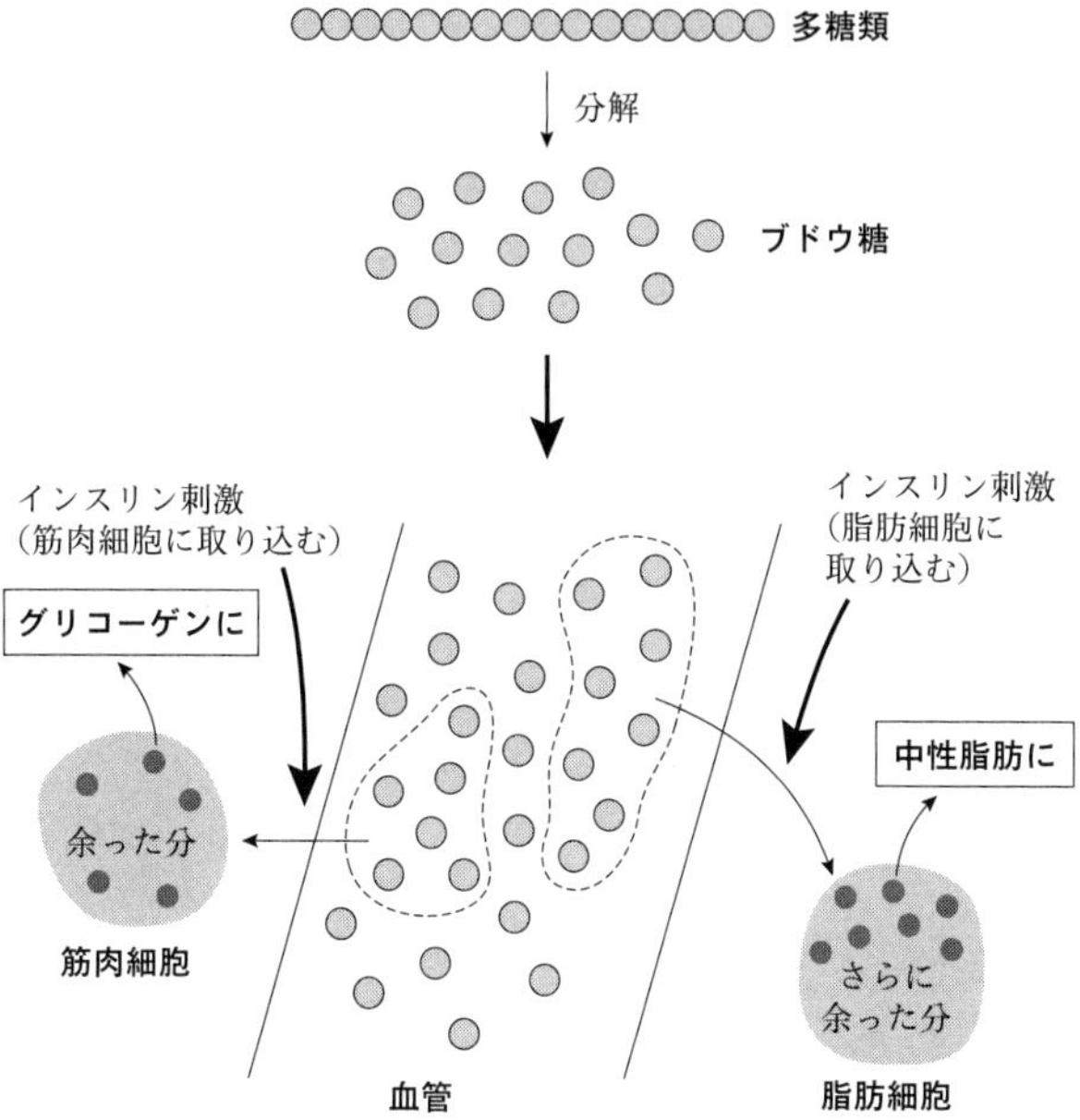

＊血液中のブドウ糖は血管の外に出て、インスリンの働きで筋肉（または肝臓など）の細胞に取り込まれ、中でグリコーゲンになる（ブドウ糖が結合した形）。さらに余ったブドウ糖はインスリンの働きで脂肪細胞に取り込まれ、中性脂肪に形を変えて溜め込まれる。

脂肪細胞に蓄積された中性脂肪ですが、この脂肪は、先に触れた慢性炎症というものを引き起こすのです。これが糖尿病やがん、心筋梗塞、脳梗塞、肥満、腎臓病など、様々な生活習慣病やアルツハイマー病の根本原因だということも述べました。

糖質中毒になってしまうと、慢性炎症を呼び寄せる。その元々の原因は、炭水化物や甘いものです。それは中毒性があります。しかし、肉や魚などのタンパク質や野菜には、このような中毒性はありません。

前章の終わりで、アルツハイマー病を防ぐ食事は、糖尿病を防ぐ食事と同じだと述べました。

糖尿病にかかってしまうような人は、脳が糖質中毒になっていると考えていいでしょう。私は二〇二一年に『糖質中毒　痩せられない本当の理由』（文春新書）という本を出して、一〇万部近く売れたので、ご存じの方もいるかと思います。

そこでは、「私たちは知らないうちに糖質中毒に侵されている。糖質中毒は脳の病気なのだから、意志の力で治そうとしてもどうにもならない。むしろ、科学と知識で立ち向かう必要がある」と書きました。糖質中毒から抜け出すのは非常に難しいことなのです。

なぜなら、私たちが普段何気なく食べたり飲んだりしているものが一番危険なものだからです。例えば、白米、ラーメン、パスタ、カレーライス、天丼、カツ丼、パン、菓子パン、お菓子、フライドポテト、ポテトチップス、コーラやサイダーなどの甘い炭酸飲料水、果物……。

それらはどれも糖質を大量に含んでいます。とりわけ肥満の人はそれらを大量に食べているので、知らないうちに脳が糖質を摂ることの快楽に乗っ取られている状態になっているわけです。糖質中毒を一口で説明すれば、「炭水化物（糖質）の摂取をやめられない状態」と定義することができるでしょう。

ですから、**糖質中毒を治すことが認知症予防の第一歩となります**。

◎糖質中毒にどう対処するか

詳しくは『糖質中毒』に譲りますが、今までに主食として食べてきた糖質（炭水化物）を一気にゼロにすることは、飢餓感を生んで激しくリバウンドするだけですから、ムリはしないことです。徐々に徐々にが大切です。

糖質中毒への対処法のポイントをいくつか紹介しておきます。

◎まず、糖質カットを意志でどうにかできるとは思わないこと。

◎行動変容をすることで自分の脳を騙すこと。例えば、最初はラーメンの替え玉を頼まないようにし、次はラーメンを食べるのは週に一回にし、さらには月に一回にする。あるいは、甘い清涼飲料水はきっぱりやめるけれども、代わりにハーブティや緑茶を飲む。

◎糖質中毒になる罠はあちこちにあると知ること。例えば、炭水化物を巧みに避けて成功したと思っても、実は、糖質がたっぷり入ったシリアルやヨーグルトを食べていては意味がありません。人の体に害をなす食品産業をまずは疑うことです。

◎血糖値を上げない食べ物を知ること（これは後に詳述します）。

◎血糖値を上げない食べ方を知ること（これも後に詳述します）。

◎糖質だらけの環境を変えること。例えば、ラーメンが好きな人なら、ラーメン屋があるとわかっている場所には足を向けないようにする。会社帰りにコンビニで思わずおにぎりを買ってしまうような人は、帰宅ルートを変える、あるいはコンビニには入らない。

◎炭水化物は単体で食べない、そして食事の最後に食べる。

◎太っているかどうかの指標

糖質中毒によって太ってしまったケースで、死亡率が上がるのは、ＢＭＩ（Body Mass Index＝ボディマス指数）が二七を超えたときです。ですから、とりあえずは、ＢＭＩ二七まで体重を落とすことが目標となります。

ＢＭＩ二七の体重は、次の計算式で算出できます。

身長（メートル）×身長（メートル）×二七

【図８】 BMI 27 早見表（小数第 3 位は四捨五入）

身長 150 cm	体重 60.75 kg
152	62.38
154	64.03
156	65.71
158	67.40
160	69.12
162	70.86
164	72.62
166	74.40
168	76.20
170	78.03
172	79.88
174	81.75
176	83.64
178	85.55
180	87.48
182	89.43
184	91.41

例えば、身長一七〇センチメートルの人ならば、「一・七×一・七×二七＝七八・〇三」となります。つまり、身長が一七〇センチメートルなら、七八キログラムまで体重を落とさないと死亡率が高くなるということです。

また、普通にＢＭＩを算出する方法は、以下になります。

体重（キログラム）÷｛身長（メートル）×身長（メートル）｝

例えば、体重が七五キログラムで身長一七五センチメートルならば、「七五÷｛一・七五×一・七五｝＝二四・四九」です。適正体重はＢＭＩ二二ですから、そこまで下げてもいいでしょう。

逆に、もしも太っている場合（ＢＭＩが二五以上、つまり身長一六〇センチメートルで体重六四キログラム以上）ならば、一日の糖質摂取量を六〇グラム以下に抑えると、毎日一〇〇～二〇〇グラムずつ確実に痩せることができます。

また、もしもＢＭＩが三〇以上（つまり身長一六〇センチメートルで体重七七キログラム以上）ならば、完全な肥満状態ですから、万全な糖質制限が必要になってきます。

◎糖質中毒の脳に打ち克った患者さん

『糖質中毒』でも紹介したのですが、ここで中毒にかかった脳に打ち克った患者さんの例を引用しておきます。

その方は五〇代の男性で糖尿病にかかって、私のクリニックに通っている方です。初診時はかなり太っていて、高血圧も抱えていました。

私が最初に指導したのは、「リブレ」という優れた血糖値自己測定機器を装着してもらうことです。二四時間いつでも血糖値が測定できる代物で、厚生労働省の認可も下りている信頼できる製品です。

彼はまだ働き盛りなので、合併症の糖尿病腎症にでもなったら大変だと、熱心に取り組んでくれました。

彼は炊き立ての白いご飯が大好きだったのですが、リブレが示す数値を見て怖くなったと言います。ご飯だけではなく、パンや麺類も大きく血糖値を上げるのを自分の目で確認し、なんと、炭水化物を食べることを一切やめたのです。

すると、血糖値は安定し、ヘモグロビンＡ１ｃ値（ヘモグロビンにブドウ糖が結合した割合を示す指標。過去一～二カ月の平均的な血糖状態を知ることができる。正常値は四・六～六・二パーセント）も理想的に下がっていきました。そして、劇的に痩せたのです。

あまりの好成績ぶりに、「これなら少しぐらい好きなご飯を食べても大丈夫ですよ」と薦めたのですが、彼はきっぱりとこう答えました。

「もう慣れました。主食を食べなくても全然、平気なんです。むしろ、食べたくない気持ちのほうが強いです。血糖値を上げたくありませんからね」

私は、「慣れました」という一言を聞いて、彼が完全に糖質中毒を克服したことを確信しました。

第6章のおさらい

◎あなたを太らせるのはカロリーではなく、甘味や炭水化物などの糖質である

◎私たちは知らない間に「糖質中毒」にかかっている

◎糖質中毒を治すことが認知症予防の第一歩

◎太っているかどうかをＢＭＩで自覚しておく

◎ＢＭＩが二七を超えると死亡率が上がる

◎一日の糖質摂取量を六〇グラム以下に抑えると、毎日一〇〇～二〇〇グラムずつ確実に痩せる

【第7章】認知症にならないための食事法（実践篇）

では、いよいよ認知症にならないために、具体的にどのような食事をしたらいいのかについて述べていきたいと思います。ここからが実践的な意味において最も肝心な章となります。

◎「糖質中毒」から抜け出す六つのポイント

前章で「糖質中毒」から抜け出すことの重要性を強調しました。そのための食事のポイントを六つ挙げておきます。

①ダイエットコーラも含め、甘い清涼飲料水は一生飲まない

これは最優先すべき重要なポイントです。なぜなら液体の糖質は、噛む必要もなければ、胃で消化する必要もありません。そのまま小腸に直行し、血糖値を最も急激に上げる最悪の食品だからです。「もう生涯、一切口にしない」と決めましょう。

代わりに、**水**を一日二リットル以上飲みましょう。**お茶や麦茶、ハーブティ**などを含めても構いません。

②野菜、豆腐、海藻、キノコを中心にして、魚や肉を毎日食べる

野菜、豆腐、海藻、キノコなどの植物性食品は、糖質が少ないだけでなく、「**ファイトケミカル**」（１２３ページで詳しく説明）という強力な抗酸化物質を含んでいます。

ただし、植物とはいっても、イモ類やカボチャなどは糖質が多いので避けます。

タンパク質の魚や肉は、血糖値を上げないので気にせず食べられます。

医学的に最も良いとされるのは、魚を一日おきに食べ、その合間に優先順位に従って肉を食べることです。**優先順位とは、鶏肉がベストで、豚、羊、牛**の順となります。

なお、魚の食べ方は生に近ければ近いほど良いです。

③ケーキやお菓子などの甘いものは、将来的にやめる

ケーキやお菓子は砂糖の塊であることは誰でもわかりますね。それを食べる習慣のある人はいきなりやめるのは難しいでしょうから、徐々に減らしていき、将来的にはやめることを目指しましょう。

④袋菓子、ポテトチップス、クッキー、せんべいなどは絶対に買わない

ポテトチップスは塩味だろうが何だろうが、原料はジャガイモですから、糖質の塊です。クッキーもせんべいも同じです。買えばついつい食べちゃいますから買うのを

やめる。人から一口だけもらうのもやめましょう。

⑤ご飯やパン、ラーメンやパスタなどの麺類を食べ過ぎない

日本人の糖質中毒は、甘いものよりもむしろ主食である白米やラーメンなどの炭水化物が大きな原因です。若いときなら、丼メシを二杯とか、ラーメンなら必ず替え玉を普通にしていたかもしれません。しかし、四〇歳を過ぎたら、そういうことはやめたほうがいいですね。

とはいえ、主食ですからいきなりゼロにするのは厳しいでしょう。特に外食が多いサラリーマンにはなかなか難しいことです。徐々に減らしていって、最終的にできればやめるところまで持っていきたいです。

定食や弁当にも全体の三分の一〜半分くらいは白米が入っています。それを全部食べるのではなく、残す決断をしましょう。

⑥お酒と上手に付き合う

糖質を含むアルコールの例としては、ビールがレギュラー缶（三五〇ミリリットル）に約一〇グラムの糖質、日本酒は二〇〇ミリリットルに約一〇グラムの糖質が入っています。なるべく飲まない方がいいです。

とはいえ、どうしても飲みたい人は、**ウイスキーや焼酎といった蒸留酒**はまったく血糖値を上げませんから、その少量をたしなむことです。

少量とはどれぐらいかというと、厚生労働省の「健康日本21」の指針によれば、一日の摂取量は純アルコールに換算して二〇グラムを超えない量が望ましいとしています。ビールならレギュラー缶一・五本、清酒なら一合弱、ウイスキーならダブルで一杯です。

「そこでやめられるのなら苦労しない」という人は、まったく飲まないほうがいいでしょうね。

最近の研究では、**アルコールは直接的に神経細胞にダメージを与え、確実に脳を萎縮させる**ことがわかってきました。とくに悪いのが毎日飲む習慣です。少量というよりも、飲まないで済ませられれば、それに越したことはないのです。

◎健康的に見えて実はアルツハイマー病を量産する食事

アルツハイマー病に限らず、どんな病気でも、食事内容を改善することでかなり予防が期待できます。私がこう述べると、「自分は健康的な食事を心掛けているから大丈夫」と胸を張る人が一定数います。彼らに詳しく話を聞いてみると、その多くが「和食だから健康的」と考えていることがわかります。しかし、それは大きな間違いなのです。

もちろん、和食にも素晴らしい要素はあります。たとえば、納豆や豆腐のような大豆製品、魚、海藻、キノコ、野菜類をたっぷり使ったおかずは健康的です。

ただ、定食であるなら、そこに、味噌汁とご飯が必ず付いてきますね。味噌は優れた発酵食品ですが、塩分が高く血圧を上げます。また、和食のおかずには、けっこう隠し味として砂糖が多用してあります。

そして、さきほど述べたばかりですが、何よりいけないのがご飯です。炊きたての**白米**は本当に美味しいですが、インスリン抵抗性を起こす大きな原因となります。玄米だって同じことです。つまり、**ご飯の多食は、アルツハイマー病も糖尿病も引き寄**

せてしまうのです。

もう一度、復習しておきましょう。

ご飯やパン、麺類などの炭水化物に含まれるでんぷんは「多糖類」といって、ブドウ糖が連なったつくりをしています。甘い砂糖は「二糖類」で、ブドウ糖＋果糖からなっています。

多糖類も二糖類も、口から食べて消化する過程で、全部一つ一つのブドウ糖に分解されます。要するに、ご飯を食べるのと砂糖をなめるのは、結果的に同じ行為というわけです。

もちろん、**白米**に限らず**玄米**も、**うどん**も**そば**も**ラーメン**も、**全粒粉を使ったパンやパスタ**も、全部、糖質の塊です。それらを食べれば、分解されたブドウ糖が小腸から血液中に吸収されます。すると、インスリンが分泌され、まずはブドウ糖をグリコーゲンに換えて肝臓や筋肉に貯蔵します。

ただ、その貯蔵される容量が少ないために、余ったブドウ糖は中性脂肪に換えられて脂肪細胞に貯蔵されて太ります。

いずれにしても、こうした作業をするためには、インスリンがたくさん必要です。そして、それを繰り返しているうちに、インスリンの効きが悪くなるインスリン抵抗性に陥ります。

ということは、**「糖質が多い食事＝太りやすい食事＝インスリン抵抗性を起こす食事＝糖尿病になりやすい食事＝アルツハイマー病になりやすい食事」**なのだとわかるでしょう。

和食は総じて炭水化物（糖質）が多いので、品目を注意して選ばないといけません。

◎カロリー制限不要、必要なのは糖質制限

様々な研究から、アジア人は欧米人と比べて糖尿病に罹りやすいことがわかっています。その理由が、白米の摂取量にあることもわかっています。

二〇一二年にハーバード公衆衛生大学院のチームが、日本、アメリカ、オーストラリア、中国の四カ国で行なわれた、計三五万二三八四名分の研究報告を分析した結果

を発表しています。

それによると、**一日当たりの白米摂取量が茶碗一杯増えるごとに、糖尿病のリスクが一一パーセント上昇する**ことが明らかになったのです。実際に、世界中で糖尿病は増えているものの、その増加率は中国や日本など白米を多食するアジア地域において顕著です。

こうしたことからも、糖尿病対策として重要なのは炭水化物摂取量を減らすことなのは明らかです。

繰り返しますが、いまだにカロリー制限をもとにした食事指導を行なっている医療機関が多いのは憂慮すべきことです。血糖値をコントロールするために、カロリーを気にする必要はありません。

同じことが、アルツハイマー病予防にも言えます。

インスリン抵抗性を起こしてアルツハイマー病に近付くのを避けたいのなら、日頃から気にしなければならないのはカロリーのことではなく、糖質摂取量です。

◎炭水化物の摂取がアルツハイマー病の進行を早めている

ここで、「食品成分表」から三つの食材のカロリーを調べてみます。

●ご飯一五〇グラム（ご飯茶碗一杯）は約二四〇キロカロリーです。

●牛ヒレ肉一五〇グラム（ステーキ一枚）は約三三五キロカロリーです。

●オリーブオイル三六グラム（大さじ三杯）は約三三三キロカロリーです。

カロリー制限が必要だと主張する人たちの理論に従えば、肉や油を摂取するより白米のほうが安全ということになりますね。しかし、実際には、この三つの中で血糖値を上げるのは肉でも油でもなく、白米だけです。

消化の過程で、炭水化物がブドウ糖に分解されることはすでに述べてきました。同様に、肉などのタンパク質はアミノ酸に、脂肪は脂肪酸に分解されます。アミノ酸も脂肪酸もそれぞれ大事な働きをしますが、血糖値を上げることにはまったく関与しません。

血糖値を上げなければ、インスリン抵抗性は起きません。インスリン抵抗性が起きなければ、アルツハイマー病を遠ざけられます。

このように、**中年と言われる年代になったら、むしろタンパク質や脂質を積極的に摂り、ご飯やパン、麺類などの炭水化物の摂取量を減らしていくことが健康の秘訣**と言えます。

糖質制限の重要性を理解してくれたあなたが、好きなラーメンを我慢したり、ご飯の大盛りをやめたとします。しかし、ほかのところで知らず知らずのうちに糖質を摂ってしまっていたら努力も台無しです。

実は、和食に多く使われる砂糖のほかにも、意外な食品に**「隠れ糖質」**が潜んでいます。

たとえば、**カレーやシチューのルー**などには、かなりの小麦粉が使われています。**シューマイやギョウザの皮**は小麦ですから曲者です。野菜は総じておすすめですが、**ジャガイモやカボチャ**は糖質が多いので摂りすぎには気を付けたほうが良いでしょう。

健康に良いはずの**ヨーグルト**も、**加糖タイプ**は思っている以上に多くの砂糖が入って

【図9】 主な食品の隠れ糖質度

隠れ高糖質食品 **知らず知らずのうちに糖質を摂っているかも！？**

食品	目安量	糖質量
ビーフカレー	めし 180 g	87.9 g
クリームシチュー	若鶏 80 g	25.0 g
焼きギョウザ	豚ひき肉 50 g	17.2 g
ポークシューマイ	豚ひき肉 60 g	17.1 g
白身魚のフライ	白身魚 70 g	8.6 g
ナン	75 g	34.2 g
フルーツグラノーラ	40 g	27.7 g
ミネストローネ	トマト水煮缶 50 g	12.3 g
調製豆乳	200 g	9.0 g
加糖ヨーグルト	100 g	11.9 g
カボチャ	80 g	13.7 g
焼きいも	さつまいも 80 g	21.4 g
スイカ	100 g	9.2 g
バナナ	50 g	10.7 g
発泡酒	350 ml	12.6 g

※白米（お茶碗 1 杯）の糖質量：55.2 g

隠れ低糖質食品 **代替食におすすめ！**

食品	目安量	糖質量
豚しゃぶサラダ	豚ロース 75 g	4.1 g
塩鮭焼き	塩鮭 80 g	0.1 g
油揚げ	15 g	0.0 g
無調整豆乳	200 g	5.8 g
サニーレタス	25 g	0.3 g
プレーンヨーグルト	100 g	4.9 g
ウイスキー（水割り）	ウイスキー 30 ml	0.0 g
焼酎（ロック）	50 ml	0.0 g

［出典］『20 万人を診た老化物質「AGE」の専門医が教える 老化をとめる本』（牧田善二／フォレスト出版）掲載内容を基に作成。

います。プレーンタイプに変えましょう。

【図９】に代表的な食品の「隠れ糖質度」を示しておきましたから、それを参考に、糖質の少ない食事を心がけてください。

糖質摂取量を減らす小さな習慣の積み重ねが、あなたをアルツハイマー病から遠ざけてくれます。

◎絶対に食べてはいけないＡＧＥ食品

次に問題にしたいのは、認知症の原因である脳の慢性炎症を引き起こすＡＧＥです。ＡＧＥは糖質の過剰摂取によって発生することを述べてきましたね。

ＡＧＥは毎日少しずつ体の中で起きる化学反応によって生まれますが、実は、食べ物自体にも含まれています。それを食べることでＡＧＥは体に溜まっていきます。

食品に含まれるＡＧＥのうち、最終的には取り込んだ量の六～七パーセントは体内に残ってしまうことは第２章で述べましたね。

さらに重要なのは、ＡＧＥの量は、食材そのものに含まれた量だけではなくて、その調理方法や食べるタイミング、食べ合わせによって大きく変わることです。

それを踏まえた上で、六つのポイントが以下となります。ちなみに、AGEの量は「KU（キロユニット）」という単位で表します。一日の上限としたいのが七〇〇〇KUから一万KUだということはよく頭に入れておきましょう。

①絶対止めるべきもの（その1）　加工肉（亜硝酸塩入り）

加工肉とは具体的には、**ベーコン**や**フランクフルトソーセージ**などです。焼いたベーコンは何と一万一〇〇〇KU（一三グラム中）！　焼いたフランクフルトソーセージは一万一四三KU（九〇グラム中）と、一日の上限を軽く超えてしまいます。

しかも、それらに含まれる発色剤＝亜硝酸塩は発がん性が報告されています。つまり、体にとって有毒物質なのです。農林水産省のホームページにもその危険性が詳しく書かれていますが、多くの人はこのことを知りません。

あなたが**ハム**や**ソーセージ**を買うときは、**亜硝酸塩**（発色剤）が入っていないかどうかを必ず確かめるようにしましょう。

②絶対止めるべきもの（その２）　フライドポテト　ポテトチップス（アクリルアミド）

数値こそ一五二二ＫＵ（一〇〇グラム中）と加工肉よりも低いのですが、**フライドポテトは人間にとってはいちばん危険な食べ物です**。

ＡＧＥには一〇〇以上の種類がありますが、フライドポテトは超悪玉の「アクリルアミド」を含んでいます。アクリルアミドは国際的ながんの研究機関から、発がん性に関して最も悪いものとされた物質です。

アクリルアミドは、**ジャガイモ**や**トウモロコシ**など、糖質を多く含む食品を加熱すると発生することがわかっています。中でもフライドポテトやポテトチップスはケタ違いです。出来る限り食べないほうがいいです。

③出来れば止めたいもの　お菓子　ケーキ

「糖質中毒」の項でも述べましたが、これらは砂糖の塊です。血糖値が高い状態が続くと、血液中のタンパク質が次々と糖と結びついてＡＧＥが発生します。

④特に注意すべきもの　白いご飯　白いパン　果物

白米と白いパンは、炭水化物の中では最も良くない、糖質の塊です。それ自体だけならAGEはゼロに等しいのですが、右と同じでAGEを誘発します。

果物と聞いて意外な感じがするかもしれませんが、**バナナ**などにたっぷり含まれる**「果糖」**が問題なのです。**果糖はブドウ糖や砂糖といったほかの単純糖質とは代謝の仕組みが違っていて、AGEを発生させる働きがブドウ糖の何倍もある**ことがわかっています。果物の摂り過ぎには要注意です。

⑤少しだけマシなもの　玄米　全粒粉パン

基本的に炭水化物であることには変わりません。白いご飯や白いパンと違うのは、食物繊維をまとっていることです。糖質という点では、白米や白いパンと同じです。

⑥オススメのもの　肉（グラスフェッドの牛肉）　魚　無農薬野菜　貝類　海藻類　ヨーグルト　豆乳　バター、チーズ（グラスフェッド）

◎AGEを生み出さない調理法

すでに述べてきたように、ＡＧＥは食材そのものにも含まれています。しかし、それよりも気を付けたいのが「調理法」です。同じ材料でも、その調理法によってＡＧＥの増え方に大きな差が出てしまいます。

いちばんＡＧＥの含有量が少ないのは生モノです。次に煮る、蒸す、焼く、揚げるという順番で、高温調理になるほどＡＧＥは増えていきます。

とくにＡＧＥが高くなるのは、タンパク質を高温で調理したときです。たとえば魚を食べるなら、揚げたり焼いたりするよりは煮たほうが良いですし、それよりも生の刺身が良いということになります。

炭水化物ではジャガイモを揚げた**フライドポテト**や**ポテトチップス**のＡＧＥ含有量は言うまでもなく非常に高くなります。

加えて、こうした食品には「アクリルアミド」という発がん性物質が多量に含まれていることはすでに述べました。

次ページの【図10】に高ＡＧＥ食品をいくつか挙げました。私はこれらを**「老化を進める食べ物トップ10」**と呼んでいますが、ご覧のとおり、一食品だけで一日の上限

【図 10】 老化を進める食べ物トップ 10（高 AGE 食品）

バーベキューチキン	約 16600 KU/100 g
ベーコン（焼く）	約 11000 KU/13 g
フランクフルトソーセージ（5 分焼く）	約 10143 KU/90 g
鶏皮もも肉皮つき（焼く）	約 10030 KU/100 g
ビーフステーキ（オリーブオイルで焼く）	約 9050 KU/90 g
チキンカツ（鶏むね肉皮つき・25 分揚げる）	約 8965 KU/90 g
チキンナゲット	約 7764 KU/90 g
豚カツ	約 7600 KU/100 g
ピザ	約 6825 KU/100 g
フランクフルトソーセージ（7 分ゆでる）	約 6736 KU/90 g

［出典］『20 万人を診た老化物質「AGE」の専門医が教える 老化をとめる本』（牧田善二／フォレスト出版）掲載内容を基に作成。

を軽く超えてしまう恐ろしいものがほとんどです。

また、白い砂糖と人工甘味料については意外な研究結果が出ています。

白い砂糖も人工甘味料もどちらもＡＧＥ含有量はゼロです。ただ、白い砂糖については糖質の塊であることに変わりはなく、血糖値を上げてインスリン抵抗性を招きますので摂りすぎはもちろんＮＧです。

一方、人工甘味料は、血糖値を上げることはないので太ることはありません。しかし、恐ろしいことに、**人工甘味料は糖尿病になりやすい**ことが、一流科学誌『NATURE』で報告されています。こうした怪しいものは、一切口にしないほうがいいでしょう。

主に危険な食べ物や気を付けるべき食べ物について話してきましたが、ここからはその逆で積極的に食べるべき食物について述べていきます。いずれも認知症の予防に効果があると思われる食物です。

★積極的に食べるべき認知症を抑える食べ物

①野菜に含まれるフラボノイド

フラボノイドはポリフェノールの一種で、天然に存在する有機化合物群の植物色素の総称です。つまり、**緑黄色野菜**や**淡色野菜**ですね。フラボノイドの種類は四〇〇〇以上もあります。

植物自身には紫外線による活性酸素から身を守る抗酸化作用があるし、種子を害虫から守るための抗菌作用や殺菌作用なども持っています。フラボノイドは多くの自己防衛機能のためにつくり出している物質で、野菜や果物などの色素や苦み成分にもなっています。

つまり、フラボノイドは、抗酸化作用、デトックス作用、抗老化作用、ストレス緩和、がん抑制、免疫力アップ、血液をサラサラにする効果があるという素晴らしい成分なのです。

では、フラボノイドが多く含まれる食品を紹介していきましょう（以下⑥まで「健康長寿ネット」を参考にしました。Ｐ１２９参照）。

・イソフラボン：大豆、きな粉
・ケルセチン：玉ねぎ、りんご、エシャロット
・カテキン：緑茶、抹茶、小豆、ココア
・アントシアニン：赤ワイン、ブルーベリー、黒豆
・セサミン：ごま
・テアフラビン：紅茶
・ヘスペリジン：柚子、温州ミカン、レモン

- **ルテオリン：ピーマン、春菊、セロリ**
- **ナリンギン：グレープフルーツ、はっさく**
- **タンニン：れんこん、お茶**

②抗酸化作用を持つ食物

体内の活性酸素は、シミやシワを生み、動脈硬化などの生活習慣病を引き起こします。それに対抗するのは抗酸化作用がある食材です。活性酸素の除去に働きかけてくれます。

大豆や**きな粉**に含まれるイソフラボン、**赤ワイン**や**黒豆**などに含まれるアントシアニン、**緑茶**や**抹茶**に含まれるカテキン、これらには抗酸化作用があります。

また、**ごま**のセサミンには悪玉コレステロールの酸化を防ぎ、動脈硬化の進行を抑える働きがあります。セサミン自体には抗酸化作用はありませんが、肝臓で代謝され体内で抗酸化活性をあらわします。

先にアルコールはなるべく摂らない方がいいと言いましたが、私は一日グラス一～

二杯ならば、**赤ワイン**と**白ワイン**は別枠と考えています。いや、むしろ体には良い効果があります。

赤ワインの特徴は、何と言っても抗酸化作用の強いポリフェノールをたっぷり含んでいることです。プロアントシアニジン、レスベラトロール、ケルセチン、カテキンなどのポリフェノールは、動脈硬化やがん、認知症の予防効果を持っています。

白ワインは、悪玉菌をやっつけて腸内環境を整える酒石酸やリンゴ酸などの有機酸をふんだんに含んでいて、大腸がんを予防する効果が期待できます。

赤にも白にも抗糖化・抗酸化成分が豊富に含まれ、ＡＧＥを減らすことが期待できます。利尿作用のあるカリウムも含むため、むくみ防止のほか、やせる効果があるとも報告されています。ちなみに、少量ですが糖質を含むので、甘口よりも辛口がお薦めです。

③免疫力を整えてくれる食物

免疫力が高すぎても、低すぎても病気を引き起こします。免疫力が低いと風邪をひきやすくなったりもします。また免疫力を高めることで、がん細胞の増殖を抑える働きもあります。

緑茶や**抹茶**のカテキン、**紅茶**のテアフラビン、**玉ねぎ**のケルセチンにはがん細胞の増殖を抑える働きがあります。

また、**柚子**や**温州ミカン**ですが、皮の内側の白い部分や筋に多く含まれているヘスペリジンは、抗アレルギー作用があります。

ピーマンや**春菊**、**セロリ**に含まれるルテオリンは、アレルギー反応を引き起こす物質であるロイコトリエンの生産を抑え、抗アレルギー、抗炎症作用があります。

④抗老化作用のある食物

アンチエイジング（老化防止）は美容だけでなく、健康面にも役立ちます。

赤ワインや**ブドウの果皮**、**ブルーベリー**のアントシアニンは眼精疲労や目の老化を解消・予防します。

ほうれん草や**ブロッコリー**のルテインは、網膜上で発生する活性酸素を消してくれて、加齢性網膜黄斑変性症を改善し、水晶体上では白内障を改善します。

また、**いちご**のフィセチンは記憶力の改善に効果があり、**お茶**や**紅茶**のテアフラビンは加齢にともなう認知症を予防します。

⑤ストレスを緩和してくれる食物

パセリや**セロリ**のアピインには、神経の鎮静作用、抗不安作用や精神安定作用があります。

⑥血液をサラサラにしてくれる食物

ブルーベリーや**黒豆**、**赤ワイン**のアントシアニンは、血小板凝集抑制作用、血管強化作用があり、動脈硬化を予防します。**玉ねぎ**のケルセチン、**そば**のルチンにも血小板凝集抑制作用があるため動脈硬化を防ぎます。

⑦ＥＰＡやＤＨＡは大事

魚は動脈硬化を予防して認知症を防ぐＥＰＡ（エイコサペンタエン酸）を含んでいるので、私たちにとってはとても大事な食べ物です。ＥＰＡがいちばん多く含まれるのは**マグロ**です。魚の中に含まれるＥＰＡは、例えばマグロの**トロ**のような脂が多い部分に大量に含まれています。赤身の部分はタンパク質が主体で、ＥＰＡは少ないのです。ですから、脂身の多い魚を食べるように心がけて下さい。

ほかにも、青魚（**イワシ**、**サバ**、**ニシン**、**サンマ**）などに多く含まれるｎ－３系脂肪酸は、体に良い効果があると注目されています。魚のｎ－３系脂肪酸、つまり、ＥＰＡやＤＨＡ（ドコサヘキサエン酸）は、中性脂肪を下げ、血栓（血のかたまり）ができるのを防ぎ、動脈硬化を予防する働きをします。

最近の研究でＥＰＡは、脳の海馬の萎縮を抑えてアルツハイマー病を予防するということがわかってきました。また、心筋梗塞や脳卒中などの血管の病気も抑えてくれます。

イタリア中部の魚をたくさん食べる人たちは心筋梗塞が著しく少ないと報告されています。また、魚やアザラシの肉を多く食べているイヌイット族も心筋梗塞の人がほとんどいないと言われています。ＥＰＡを多く含む食事を摂っていることがその要因なのでしょう。

魚をよく食べる食事スタイルは健康的だとする研究が世界中で発表されています。日本の食事スタイルは魚をよく食べるので優れていると、世界的に評価が高くなっています。

魚には、ｎ－３系脂肪酸だけではなく、良質なタンパク質、ビタミンＤやビタミンＢ、ミネラルも含まれています。日本が世界でトップの長寿国を誇る秘訣のひとつは、魚を中心とした健康的な日本食にあるのでしょう。

そして、**魚をよく食べる人ほど認知症を発症するリスクが低い**ことが、日本人の高齢者約一万三〇〇〇人を対象とした研究で明らかになっています。

◎一〇〇歳を生きた人を参考にする

イタリア南部の人々の食生活も大いに参考になります。

１．地中海食を食べると慢性炎症が抑えられる

ＮＨＫスペシャルの取材を書籍にした『人生１００年の習慣』（講談社）によれば、イタリア南部の村・アッチャローリは、「２０１６年、人口２０００人のうち３００人がセンテナリアン」でした。センテナリアンとは、一〇〇歳を超えても健康な人を言います。

以下、要約しますと、村人が食べているものは、**野菜**、**果物**に加えて、いろんな種類の**オリーブ**、**ナッツ類**です。**トマト**も毎日のように食べます。ソースを作ってパスタなどに利用しています。ハーブでは特に**ローズマリー**を多く使っています。このローズマリーには抗炎症作用があります。

「地中海食に特徴的な**魚**、**オリーブオイル**、**ナッツ類**、**緑黄色野菜**などに含まれる脂肪酸やポリフェノール、リコピンなどには抗炎症作用が」あるのです。

ボローニャ大学のフランチェスキー名誉教授は、ヨーロッパ五カ国の一二五〇人に地中海食を一年間食べてもらって調査をしたそうです。すると、適切に地中海食を食べ続けた人ほど、慢性炎症の数値が低いことがわかりました。

脳の老化の原因は、慢性炎症です。それによって微小循環（血管径が一〇〇㎛以下の微小血管の領域）に障害が発生して、認知症が起きる。高齢になっても腎臓や心肺機能に微小循環が保たれていれば、認知症を抑えることができます。

2. 地中海式ダイエットは糖尿病とアルツハイマー病に効果あり

地中海式ダイエットと呼ばれる食事法では、**魚や植物性食品**（**野菜、豆類、キノコ**など）を中心にして、調理に**オリーブオイル**をたっぷり使います。炭水化物はあまり摂りませんが、魚や野菜をたくさん摂りますから空腹感とは無縁でいられます。

地中海式ダイエットと健康の関係については、世界の様々な機関で研究が進んでいます。研究内容も実験対象者もいろいろですが、共通して言えるのは、魚や植物性食品、オリーブオイルは健康に良い食材だということです。私も、まったく同じように考えています。

一例を挙げれば、二〇一三年にバルセロナ大学の研究チームが七〇〇〇人以上の参加者を調査したところ、同ダイエットによって心臓の健康が劇的に改善したと報告しています。糖尿病予防に大きな効果があることも、あちこちで証明されています。

　さらに、日本の研究では認知症予防に効果があることも明らかになっています。なんと、**地中海式ダイエットを取り入れると、アルツハイマー病で三五パーセント、血管性認知症は五五パーセントもリスクが低下する**というのです。

　私自身、毎日の夕食は、地中海式ダイエットの理論をなるべく取り入れ、**白ワイン**をほどほどにたしなんでいます。おかげで太ることもなく、肌もすべすべだと褒められます。地中海式ダイエットの効果は、私自身がよくわかっているので、自分の患者さんにも自信を持って薦めています。

3．サルデーニャ島の食事に学ぶ

　イタリアのサルデーニャ島は長寿人口の多いことで知られますが、その食事を見てみましょう。

　ヤギの乳（牛乳よりも、カルシウムが一三パーセント、ビタミンB_6は二五パーセント、ビタミンAは四七パーセント、ナイアシン＝ニコチン酸は三倍多い。鉄分不足を補って、ミネラル流出も防ぐ）と**チーズ**をよく摂ります。

食事は質素で植物性食品が多く、**自家製の野菜**をよく食べます。パスタは全粒粉の小麦。**赤ワイン**（ポリフェノールが他のワインよりも二〜三倍多い濃いワイン）を毎日一〜二杯飲む。

4. 沖縄の食事に学ぶ

野菜を自宅で作って食べる（無農薬で新鮮）。**ニンニク**、**ゴーヤ**、**玉ねぎ**、**ウコン**、**ヨモギ**など苦い野菜は抗酸化作用が豊富です。肉はお祝いの時だけ**豚**を殺して内臓を含めすべての部位を食べる（ビタミンB_1とB_2豊富）。

脳卒中が少ない理由は、新鮮な野菜を多く食べ、塩漬は食べないことにあります。野菜のカリウムで血圧上昇も防ぎます。

米はあまり取れない代わりに、サツマイモを栽培します。**サツマイモ**はビタミンC、食物繊維、βカロチンが豊富で抗がん作用があります。

5．一九七五年の日本食に戻す

前掲書『人生１００年の習慣』には、「１９７５年の日本食がもっとも健康寿命を延ばす」という項があります。ＮＨＫ取材班は、厚生労働省「国民健康・栄養調査」に基づいて、二〇〇五年、一九九〇年、一九七五年、一九六〇年の四つの年の平均的な献立を再現して調理したものを粉末にして、マウスに食べさせる実験をしたというのです。

結果は、一九七五年の日本食を食べたマウスの平均寿命は、二〇〇五年のそれを食べたマウスより長かった。さらに、一九七五年の日本食を食べたマウスは、学習記憶機能が良好で、がんの発生率が最も低かったのです。

次にヒトを対象にした実験をしたところ、「軽度肥満者の場合は、ＢＭＩ（ボディマス指数）や体重が有意に減少し、悪玉コレステロールも減少、善玉コレステロールが増加しました。普通体重の人の場合は、ストレス軽減や運動機能の向上といった傾向がみられました」。

これらの研究によって、**理想の日本食は「一九七五年型」という結論に至った**のです。

では、その特徴は何でしょうか。

1. 多様性。**いろんな食材を少しずつ**摂る。
2. 調理法。**煮る、蒸す、生食**を優先し、続いて茹でる、焼く。揚げる、炒めるは控えめにする。
3. 食材。**大豆製品、魚介類、野菜**（漬物）、**果物、海藻、キノコ、緑茶**。卵、乳製品、肉は適度に摂る。
4. 調味料。**出汁や発酵系調味料**（醤油、味噌、酢、みりん、酒）を使う。
5. 形式。**一汁三菜**が基本。主菜と副菜を合わせて三品以上が理想。

要は、糖質も少ないし、ＡＧＥも少ない食べ方というわけです。素晴らしいですね。

6. 長寿村の秘密から学ぶ長寿の源

三六年もの月日をかけて、日本各地九九〇の町や村を巡って、その食事と生活を調査した近藤正二先生という方がいます。

『日本の長寿村・短命村』（サンロード出版）で先生は、**緑黄色野菜であるニンジン、カボチャ、それから芋類、海藻類、大豆、小魚が長寿の源である**。そして果物を食べる人は短命だと書いています。

果物が悪いということではなく、果物を食べていれば野菜を食べなくてもいいとする食生活が間違っているというわけです。

7．野菜の「ファイトケミカル」は注目株

93ページで、良い野菜には「**ファイトケミカル**」の栄養素が詰まっていることを述べました。もう少し詳しく解説しておきましょう。

「健康のために野菜を食べよう」というのは、ずっと前から言われていることです。野菜には、様々なミネラルやビタミン、食物繊維など、健康を維持するために欠かせない栄養素が詰まっています。

最近では、免疫活性化物質である「ファイトケミカル」という栄養素に注目が集ま

っています。ファイトケミカルは強力な抗ＡＧＥ作用・抗酸化作用を持った物質で、とくに植物性食品に多く含まれています。

というのも、植物は動物と違って移動ができません。まさに、置かれた場所で咲いているだけです。そういう植物には、動物や昆虫などの外敵に襲われても大丈夫なように、特別な防御物質が豊富に含まれているというわけです。「ファイトケミカル」(phytochemical) の phyto（ファイト）はギリシャ語で植物の意味です。

野菜を食べることで、私たちもその成分をしっかりいただくことができるということですね。

ファイトケミカルには、ポリフェノール、イソフラボン、リコピン、カロチン、アントシアニン、イソチオシアネート、スルフォラファンなどいくつかの種類があり、野菜によって含まれる成分が違います。そのため、**いろいろな野菜を万遍なくたくさん食べる**というのがやはり良いことなのです。

私は毎日、生の状態で三五〇グラムに相当する野菜を食べています。すべて生では無理ですから、一部はサラダに、残りは蒸し野菜やおひたしなどにして、朝と昼に食べるようにしています。

ただし、先にも述べたようにジャガイモやカボチャには糖質が多いので避けるようにしましょう。葉野菜や実野菜を中心に、旬のものを食べるようにするのがいいですね。

8．シナモンは認知機能を向上させる

認知症予防に効果が期待できる食材の一つに「**シナモン**」があります。シナモンロールなどに使われている、あのシナモンです。

シナモンには、シンナムアルデヒド、クマリン、タンニンなどの生理活性物質が含まれていて、口から入ると、それら物質の一部が脳に入り込んで、酸化ストレスや炎症を抑制する効果があることがわかっています。

二〇二一年、イランのビールジャンド医科大学のチームが、二六〇五件の研究から信頼できる四〇の研究を選び出し検証した結果、シナモンの摂取は人の学習や記憶を

著しく改善すると結論づけたのです。

またこのチームは、臨床試験も行なっています。

それは一〇代の若者を対象としたもので、シナモンガムを噛むことによる変化を見ました。すると、ガムを噛むと不安が軽減され、記憶力が向上するという肯定的な結果が得られたそうです。

もともとシナモンは、桂皮《けいひ》と呼ばれ漢方薬の材料にもなっています。血流促進などの健康効果があるので、積極的に日々の料理に取り入れると良いでしょう。

9. ショコラまたはカカオ八〇パーセント以上のチョコレート

世界一長生きしたフランス人のジャンヌ・カルマンさんは、一二二歳まで生きました。彼女は毎日**ショコラ**を飲んでいたそうです。世界で三番目に長生きしたアメリカ人のサラ・ナウスさんも**チョコレート**が大好きだったと言います。

カカオは強い抗炎症作用を持っていて、認知症を強く抑える効果があります。私も毎日、オーガニックの**ココアパウダー**を豆乳に溶かして飲むようにしています。

甘いミルクチョコレートや砂糖の含有量の多いものは、認知症を予防するどころか糖尿病を引き起こす最悪の食べ物になってしまいます。チョコレートは必ず**カカオの含有量が八〇パーセント以上のもので、一日五〇グラム**を食べるようにしてください。ココアパウダーでしたら、一日大さじ二～三杯が適切な量となります。

10．日野原重明先生の食事からのヒント

一〇〇歳を超えても現役の医師として活躍した日野原重明先生の食事も、前掲書『人生１００年の習慣』に紹介してあります。

先生の健康寿命のポイントは、「30歳のころの体重と腹囲を維持する」ことでした。その実現のための食事は以下になります。

朝：**オリーブオイル**を大さじ一杯入れたジュース、**大豆レシチン**の粉を溶かした牛乳、バナナ一本、コーヒー一杯。

昼：クッキー二～三枚と牛乳一杯程度。

夜：中心は**魚料理**。週に二回程度は脂身の少ない**ヒレ肉のステーキ**。**色のついた野**

菜をよく食べ、一日あたりの摂取カロリーを一三〇〇キロカロリーにコントロール。

さすがに日野原先生ですね。一〇〇歳を超えても現役であられたことは、論より証拠です。

11. 世界の共通認識は「腹八分」

NHK取材班は、センテナリアンに何か共通する法則はないかと調べたら二つあったというのです（前掲書『人生100年の習慣』）。

一つ目は、**「満腹になるまで食べないこと」**。まさに、日本人が昔から心がけてきた「腹八分」です。

スペインで開かれた国際栄養士会議で、各国から来た管理栄養士に「健康の秘訣は?」と尋ねたら、日本語の「ハラハチブ」という答えが何人かから返ってきたそうです。今や、「腹八分」は世界の共通認識なんですね。

12. 魚、肉をしっかり食べること

二つ目は、**「動物性のたんぱく質をとること」**。

どのセンテナリアンも、「魚、肉、卵などをしっかりと食べている」。魚をたくさん食べるほどいいことはないのはもうお分かりですね。ＥＰＡやＤＨＡといった脂肪酸には抗炎症作用がありますから。

13. 塩分を控え、カリウムを摂る

高齢期を前向きに生活するための情報を提供する「健康長寿ネット」というウェブサイトがあります（https://www.tyojyu.or.jp/net/index.html）。

そこに「認知症予防のための食事とは」（二〇一六年七月二五日公開）という記事があります。

書いてあるのは、大体今まで本書で述べてきたことと共通します。

○「バランスの良い食事」では、ファイトケミカルや地中海食について述べています。

○「塩分を控える」では、血管性認知症は脳梗塞と関係があり、それは高血圧時に

引き起こされることが多いことから、塩分を控え、カリウムを多く摂ることを推奨しています。

○「間食、糖分を控える」では、後者についてはこの本でもしつこいほど述べてきました。

他に、「認知症のリスクを上げる食べ物」や「認知症の予防になる食べ物」などの項目があるので、参考にされるといいかもしれません。

第7章のおさらい

◎「糖質中毒」から抜け出す六つのポイント
◎ご飯の多食は、アルツハイマー病も糖尿病も引き寄せる
◎一日の白米摂取量が茶碗一杯増えると、糖尿病のリスクは一一パーセント上昇する
◎糖質摂取を減らす習慣が、アルツハイマー病から遠ざけてくれる
◎絶対に食べてはいけないAGE食品
◎AGEを生み出さない調理法
◎積極的に食べるべき認知症を抑える食べ物

【第8章】食事以外で認知症を予防する方法

◎認知症を引き起こす一二のリスク因子

二〇二〇年、世界で最も信頼されている医学誌の一つ『THE LANCET』に、ロンドン大学のギル・リビングストン教授の論文が掲載されました。世界をリードする専門家チームが調査分析した結果、認知症を引き起こす一二のリスク因子が明らかになったとするものです（二〇一七年に発表した論文の修正版）。

その因子は、「教育」「難聴」「頭部外傷」「高血圧」「過度の飲酒」「肥満」「喫煙」「うつ病」「社会的孤立」「運動不足」「大気汚染」「糖尿病」です。

これら一二のリスク因子は修正可能で、個人レベルで改善すれば、期待できる認知症予防効果は四〇パーセントほどに高められるというのです。

【図11】を見るとわかりますが、それぞれのリスク因子を「若年期」「中年期」「高齢期」と三つの年代に分けて捉えています。例えば、「教育」は若年期の因子としています。

【図11】 認知症の修正可能なリスク因子12 個人レベルで改善可能！

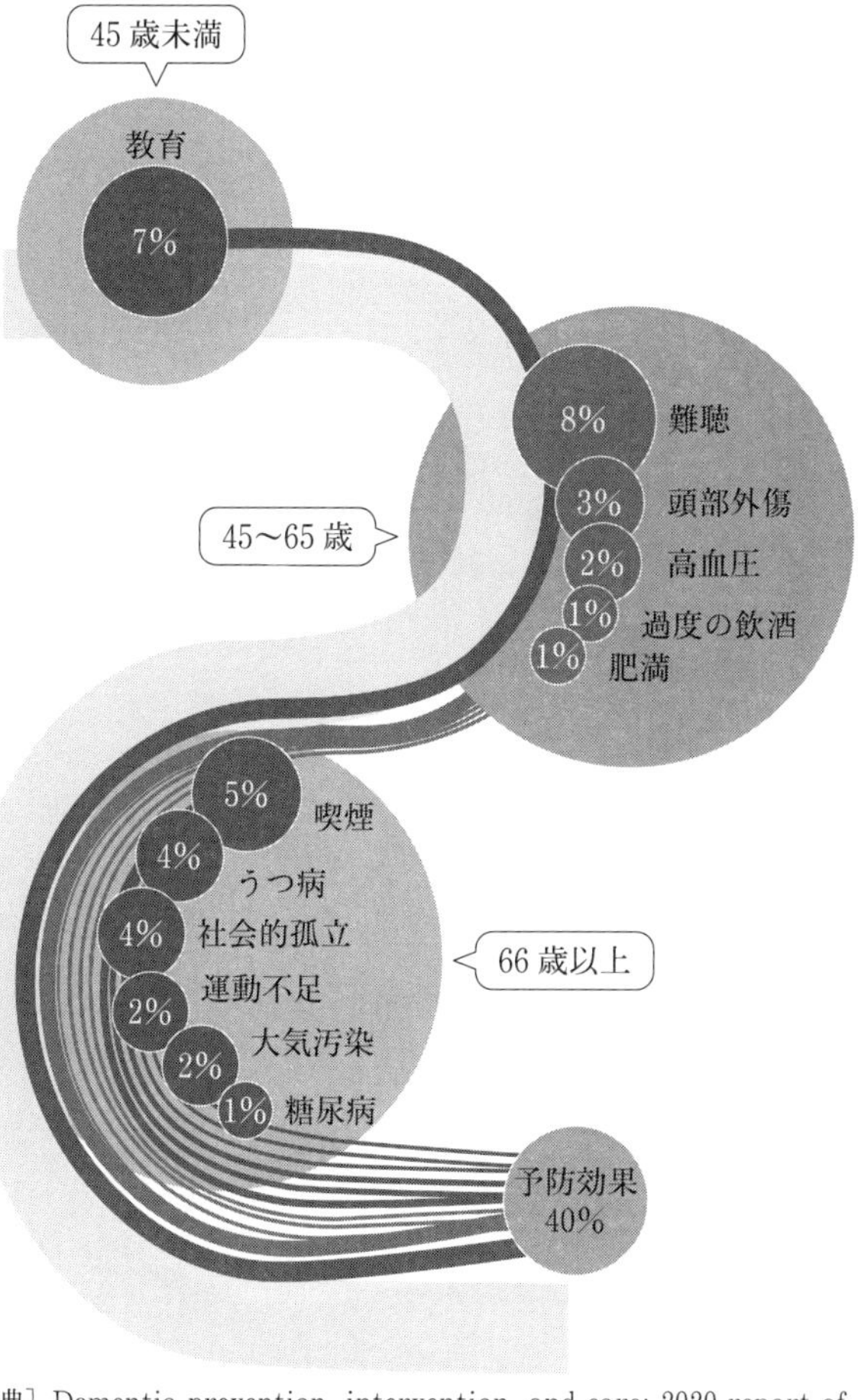

［出典］Dementia prevention, intervention, and care: 2020 report of the *Lancet* Commission. 2020.7.30 掲載内容を基に作成。

「難聴」「頭部外傷」「高血圧」「過度の飲酒」「肥満」が四五歳から六五歳の中年期、「喫煙」「うつ病」「社会的孤立」「運動不足」「大気汚染」「糖尿病」が六六歳以上の高齢期です。

しかし、中年期と高齢期の区分に関しては、あまり厳密に分けて考えない方がいいと私は思います。どの年代にあっても、リスク因子は大きな影響を持つからです。しかも、今まで述べて来たように、認知症は二〇年前から始まることを考えればなおさらです。

つまり、あなたが今何歳であっても、このリスク因子はすべて遠ざけるつもりでいるのがいいと私は考えます。

そして、それぞれに付されたパーセンテージに関しては、そのまま受け取らない方がいいでしょう。なぜなら、例えば「糖尿病」のリスク因子が一パーセントというのは余りにも小さすぎます。これまで縷々《るる》述べてきましたように、糖尿病はアルツハイマー病の最大のリスク因子であると考えて間違いありません。

以下に、一二のリスク因子について簡単に私なりの視点で解説を加えていきます。

1. 教育――中年期以降に頭を使うことこそが大事

論文では、若年期の教育によって、脳内のネットワークが多様に結合する重要性を述べています。

脳のネットワークは大人になってからも広げられます。アルツハイマー病を防ぎたいのであれば、中年期を過ぎてからも頭をたくさん使うことをお薦めします。

アルツハイマー病に限らず、よく学ぶ人は病気に勝つ確率が高くなります。

2. 難聴――迷わず補聴器で耳から情報を入れる

アメリカのＮＩＡ（国立老化研究所）が行った研究によれば、六〇歳以上の人にとって、アルツハイマー病のリスク因子の三六パーセントが難聴と関わっています。難聴になると、耳からの情報が入りにくくなり、認知機能が低下することが原因と考えられます。

「耳が遠くなった」状態が進行していくと、アルツハイマー病のリスクがどんどん高まります。躊躇せずに**補聴器**を用いて、耳からの情報を維持するようにしましょう。

最近憂慮されるようになってきたのが、「**音響性難聴**」です。

WHO（世界保健機関）は、二〇一五年段階で世界のおよそ三億人以上が音響性難聴にかかっていて、二〇五〇年までに一二～三五歳の約五割にあたる一一億人が音響性難聴のリスクにさらされると警告を与えています。

音響性難聴の最大の原因は、イヤフォンで大音量の音楽を聴くことです。機械の性能向上も問題に拍車をかけています。

小さな音を聞き取る細胞の老化は、日常的に聞いている音が大きいほど進行しますから要注意です。

3．頭部外傷――頭は大事に

頭部外傷とは、何らかの力が加わり、頭部の軟部組織、頭蓋骨、頭蓋内の脳などに損傷が生じることです。最も多いのは交通事故ですが、スポーツによるものも多く、高齢になると転倒も危ないです。

脳が損傷すれば、部位によっては様々な障害が出ます。記憶を司るところが傷つけば記憶障害が出ます。幼児から大人まで、頭部は大事にしなければなりません。

4．高血圧――四〇歳を過ぎたら、上は一三五以下を目指す

『米国医師会雑誌』に、高血圧を治療すると認知症の発症率が下がるという論文が掲載されたのは二〇二〇年のことです。

認知症の四つのタイプのうち、高血圧が関与するのは、血管性認知症とアルツハイマー病の二つです。

日本高血圧学会が示している血圧のガイドラインでは、上（収縮期）が一四〇㎜Hg以上か、下（拡張期）が九〇㎜Hg以上であれば高血圧と診断されます。

アルツハイマー病を予防したいのであれば、より厳しくして、四〇歳を過ぎたら、**上は一三五㎜Hg以下**に、**下は八五㎜Hg以下**にするように努めましょう。

もし高血圧を指摘されたら、適切に薬を飲みましょう。私は毎日、降圧剤を飲んでいます。

5．過度の飲酒――アルコールは何よりも脳に悪い

最近の研究では、アルツハイマー病にとって悪いのは、タバコと比較してもアルコールであることが定説になっています。

『アルツハイマー病　発症メカニズムと新規診断法・創薬・治療開発』（新井平伊監修／エヌ・ティー・エス）という専門書には、一日三六グラム以上のアルコールを摂取する人はアルツハイマー病の罹患率が高く、一日二〇グラム未満の摂取なら、危険率が三四パーセント低下すると書いてあります。

要は、安全を期すならば、**ワインでグラス一～二杯、ビールでレギュラー缶一・五本、日本酒は一合にも満たない八勺**くらいということですね。

6．肥満――BMI二五未満にキープする

肥満についてはすでに述べました。肥満度合いを示すBMIで、二五以上が肥満です。一七二センチメートルの身長なら七四キログラム、一五八センチメートルなら六三キログラムがBMI二五です。

一方、厚生労働省が適正体重としているのはBMI二二です。一七二センチメートルなら六五キログラム、一五八センチメートルなら五五キログラムです。

アルツハイマー病を予防するのなら適正体重まで落とすことが理想ですが、中年以降は、肥満と判定されない**BMI二五未満をキープ**すればいいでしょう。

7. 喫煙――禁煙外来にかかる

がん、心筋梗塞、高血圧、慢性腎臓病、脳梗塞……、タバコがもたらす健康被害について、いまさら述べる必要はありませんね。そのうえ、アルツハイマー病のリスク因子でもあるというのなら、すぐにやめるしかありません。

しかし、ニコチン依存症は脳の病気で、最も治しにくい依存症の一つとして知られています。気合や根性は役に立ちません。

禁煙外来で「**チャンピックス**」という禁煙補助剤を処方してもらうことをお薦めしていたのですが、現在は出荷停止となっています。

8．うつ病――まずは心療内科へ

日本で、一生の間にうつ病と診断される人の割合（生涯有病率）は、男性では五～一二パーセント、女性では一〇～二五パーセントと言われています。うつ病はありふれた病気の一つです。

うつ病になれば、人と会いたくない、外に出かけたくない、食事も億劫だ……、あらゆることが面倒になります。脳への刺激も激減しますから、アルツハイマー病にもかかりやすくなるでしょう。

うつ病もニコチン依存症と同じで、「気の持ちよう」で治るものではありません。早めに心療内科で受診することが重要です。

9．社会的孤立――男性こそが陥りやすい

定年後の男性は特に社会的孤立に陥りやすいので注意が必要です。男性は会社ではそれなりだったかもしれませんが、家庭では「実績」や「役割」がない人が多いように思われます。

男性は社会的に孤立しがちなので、アルツハイマー病のリスクにより近いと言えます。だから、**「過去を捨てる」こと**が大切で、近所のコミュニティや同じ趣味の人たちとの間に、**新しい世界を築くこと**がとても大事です。

アルツハイマー病の予防には、五感の刺激がとても重要です。きれいなものを見たり、良い匂いをかいだり、心地よい音を聞いたり、美味しいものを食べたりして、感情を動かす毎日を送ることです。

10．運動不足――無理なく毎日続けることが大事

『THE LANCET』は、運動不足で毎年五万人が死亡しているという試算を出しています。一方スポーツ庁は、運動によって得られる効果として、「自己免疫力の向上」「ストレス解消」「体重コントロール」「体力の維持・向上」「血流

の促進」があり、さらに高齢者には、「筋量・筋力の維持、転倒防止」「認知症予防」「食欲増進」に良いと指摘しています。

運動は大きく三つに分かれます。ジョギングや水泳などの**有酸素運動**、ストレッチなどの**柔軟体操**、**筋トレ**です。アルツハイマー病の予防には、それぞれ三つをバランス良く行うのが理想的です。

ただし、ジョギングは膝を痛めたりするので推奨しません。早歩きの方がいいです。

私は寝る前に一五分ほどのストレッチと軽い筋トレをやっていますが、それでもかなり汗をかくので、ほどよく疲れてよく眠れます。

また、筋トレをすると、アイリシンというホルモン様の物質が分泌されることが最近の研究でわかってきました。そして、アイリシンはアルツハイマー病の予防にも効果があることが明らかにされています。

筋トレといっても、ジムでバーベルを持ち上げるようなことではなく、スクワットやかかとの上げ下げで充分です。要は、無理なく毎日続けられるかどうかです。

11．大気汚染――避けにくいがちょっとした工夫を

自動車・バイク・飛行機などの排気ガス、工場からの排気、家庭から出る排煙、ＰＭ２・５、CO_2、黄砂、一酸化炭素などによって汚染された大気を吸い込むと、認知症リスクが上がります。

とはいえ、大気汚染の少ない街に暮らす人はまだマシですが、現代社会で生きていくには、大気汚染と無縁でいることはなかなか難しい。

それでも、黄砂やＰＭ２・５の多い日はマスクをするとか、リモートワークで自宅勤務するとかの対策は必要ですね。

12．糖尿病――ならないように気を付け、なってしまったら改善方向へもっていく

もう一度言いますが、糖尿病がリスク要因の一パーセントというのは余りにも低い数値です。断言しておきますが、糖尿病はアルツハイマー病の最大のリス

ク因子です。

アルツハイマー病と糖尿病は、どちらもインスリン抵抗性という共通の原因を有しています。発症のメカニズムはまったく同じなのです。「アルツハイマー病は脳の糖尿病」であることは再三述べてきましたので、もう繰り返しません。

糖尿病は一度なったら一生治りませんから、自分はアルツハイマー病のリスクを抱えていると自覚して、糖尿病を改善方向にもっていくことが大事です。

◎認知症にならないための二つのやり方

認知症にならないためにどういう方法があるのかを知るには、二つのやり方があります。

まず、一つ目は最新医学から学ぶ認知症予防です。現代は医学が進んで、どんどん新しい治療法や予防法が発見されています。この章でこれまで見てきた一二のリスク因子がそれに当たります。

二つ目は、一〇〇歳を超えて健康な生活をしていた人たちの生活から学ぶことです。

一〇〇歳を超えても認知症にもならず健康な人を「**センテナリアン**」と呼ぶのでしたね。彼らの認知症予防の方法を、食生活だけではなく、生活習慣の面から学ぶこともとても有益です。

私たちにとって大事なことは、仕事の成功でも、お金儲けでもないと、私は思っています。最も大事なことは、早く死ぬことなく一〇〇歳まで認知症にならないことです。そして、病気のない状態で健康でその歳まで暮らすことです。

それができたセンテナリアンの経験は、言わば「生きる知恵」と呼ぶべきものかもしれません。

1．毎日坂道を歩き、階段を上り下りする

一〇〇歳を過ぎて元気な人たちに共通しているのは、現役で働いていることです。坂道が多いところで暮らしていることも多いです。そのため足腰が鍛えられて、結果

として脳の劣化を防いでいるのです。

例えば、イタリアのサルデーニャ島中部東寄りのバルバギア地方は、一〇〇歳を超えても元気いっぱいで現役で働いている男性が多いことで世界的に知られています。そこは山岳地帯です。ここに住む羊飼いの男性が世界一長寿なんですね。

ここでは人口二五〇〇人のうち七人のセンテナリアンがいます。異常に高い比率です。アメリカなら、一〇〇歳以上の人の割合は五〇〇〇人に一人です。

バルバギア地方の羊飼いたちは、急な傾斜を何時間も歩きます。傾斜地を歩くと一時間に約四九〇キロカロリーを消費します。同じカロリーを消費するためには、ボーリングやゴルフを二時間する必要があります。

しかも、ただカロリー消費が多いだけではなく、足や腰の筋肉がとても鍛えられます。心臓や血管を強くし、筋肉や骨の代謝にも影響を与えます。これが長寿で健康ないちばんの理由です。

医学的にも証明されています。さきほども述べましたが、筋肉を使うとアイリシンというホルモンが筋肉から発生して、脳の萎縮を抑えることが医学的に報告されています。

だから、私は毎日の朝晩、マンションの階段を歩いて上るようにしています。下るほうはまったく問題ないのですが、階段を上るのは大変です。今のところ八階まで上がると足が強く張ってしかも息が切れてしまい、それ以上上がれなくなります。つまり、足の筋肉が弱っているだけではなく心臓がついて来られないということです。

階段を上るためには、単に足の筋力だけではなく、心肺機能を高める必要があるということがわかります。長寿で認知症にならないためには、**足腰と心肺機能を、階段を使って鍛える**のがいちばんだと私は考えています。

2. 明るく、前向きに生きる

再び世界一長生きしたフランス人のジャンヌ・カルマンさんですが、彼女は一二二歳で亡くなるまで肉体的にも精神的にも健康でした。認知症もありませんでした。

その秘訣はくよくよしないで、ユーモアのセンスを持って明るく前向きに生きることでした。沖縄の長寿の人たちも皆、明るく前向きでくよくよ物事を考えない人たちです。思い悩んで、余計なことを心配するのは、寿命を縮め、認知症の原因になるということです。

だから皆さんは、朝から余計なことを心配するのを一切やめて、明るく、毎日楽しく生きることだけを考えてください。それが認知症にならないために大切なことの一つです。

3．アルツハイマー病にならないように、脳の検査をする

最近、『アルツハイマー病にならない習慣』という本を出版したことはすでにお話ししました。その中で、予防治療を行うことが何よりも大事だと書きました。

予防治療がどうやってできるかと言えば、発症の前段階で異変を発見することが可能なのです。

脳をＭＲＩで撮影し、VSRAD《ブイエスラッド》という診断支援ソフトで脳の萎縮度合いを解析する検査を受けるのです。

ＶＳＲＡＤは、国立精神・神経医療研究センター脳病態統合イメージングセンター長をしていた松田博史氏が監修して、大日本印刷とエーザイが共同で開発しました。

ＶＳＲＡＤによる検査は、脳をボクセルという二立方ミリメートルごとに区切って、その中の灰白質の分量を計測するというものです。それで、アルツハイマー病でよく侵される脳内、とくに海馬傍回、海馬、扁桃の萎縮を「Ｚスコア」という数値にするのです。

Ｚスコアは次の四段階に分かれます。

0～1：脳の萎縮がほとんど見られない正常範囲
1～2：萎縮がやや見られるＭＣＩ（軽度認知障害）の段階
2～3：アルツハイマー病が疑われる状態
3以上：重度のアルツハイマー病であることが強く疑われる状態

しかし、診断が下された時には遅すぎるというわけです。

重要なのは、1の段階を過ぎたときに予防治療に入ることです。詳しくは医療機関にご相談ください。保険外でも三万円程度で受けられるはずです。

4. アルツハイマー病の兆しがみえたら飲むサプリ

私は糖尿病専門医ですから、クリニックに来られる患者さんはほぼ全員が糖尿病を患っています。糖尿病であればアルツハイマー病にかかる可能性が高いので、二年に一度、最低でも四、五年に一度は、VSRADを受けることを奨励しています。

そして、Zスコアが1を超えた患者さんには、アルツハイマー病の予防効果が確認されているサプリメント「**イチョウ葉エキス**」を飲んでもらうことにしています。

Zスコアが1未満でも希望があれば、朝のみ二錠の服用を薦めています。

1以上ならば、朝食後と昼食後に二錠ずつを飲んでもらいます。このサプリは脳の血流を良くする作用があって眠れなくなる可能性があるので、夕食後はお薦めしていません。

「イチョウ葉エキス」の効用について説明しておきます。

サプリメントと言っても、正直言って、インチキくさいものが多いので注意が必要です。例えば、肌に良い「コラーゲン」を口から飲むとかいうのがありますが、実にバカげています。コラーゲンは消化の過程でほとんどアミノ酸に分解されるので、肌に届くことは皆無です。

イチョウ葉エキスは確実に効果があるのでご安心ください。

とくに欧米では早くからその有効性が認められていて、様々な研究論文がありますが、一つだけ紹介しておきます。

一九九七年、ある大学の研究チームが、軽度から重度の認知症（アルツハイマー病と血管性認知症）の患者三〇九人に対して、プラセボ（偽薬）群と、イチョウ葉エキスのサプリを一日一二〇ミリグラム五二週にわたって投与する群に分けて比較しました。

その結果、イチョウ葉エキスの投与群はプラセボ群と比較して、認知力も行動指数も有意に改善がありました。また、認知症患者に対して同様の調査を行ったところ、やはりイチョウ葉エキスが有意に効果があったといいます。

私もおよそ二〇年にわたってイチョウ葉エキスを患者さんに薦めてきて、その効果を心底実感しています。念のために言っておきますと、イチョウ葉エキスのサプリメントは、日本製よりも欧米製を薦めています。成分の濃度が濃いからです。

5．アミロイドβから脳を守る「コエンザイムQ10」

コエンザイムQ10は、体内の酵素の働きを助ける「補酵素」と呼ばれる栄養素で、摂取した栄養をエネルギーに換えるために欠かせない物質です。また、老化を抑制する強力な抗酸化作用も持ち合わせています。

疲労回復のサプリメントとして多くの人が愛用しているようですが、今、認知症予防の観点から注目されています。

アルツハイマー病は脳内にアミロイドβが蓄積することで起きます。アルツハイマー病にかかったマウスにコエンザイムQ10を投与したところ、アミロイドβの低減作用が認められました。

　血中のコエンザイムＱ10濃度が高ければ、アルツハイマー病の予防に役立ちます。

サプリとして摂取することをお薦めします。

６．「**ロトリガ**」を服用する

　サプリメントついでに申し上げておきます。

　最も良い食べ物はＥＰＡとＤＨＡを多く含む食べ物、つまりマグロや青魚でしたね。ＥＰＡとＤＨＡなどｎ－３系脂肪酸全体の摂取の目安は、厚生労働省の発表によれば、男性で一日二・二グラム、女性で一・九グラムとなっています。

　私は「**ロトリガ**」という製剤を毎日摂っています（処方箋が必要です）。したがって、血液中のｎ－３系脂肪酸濃度は、標準をかなり超えて充分すぎるほどの量になっています。

　ＥＰＡとＤＨＡのサプリメントは、薬局でも市販されているので、よく調べて含有量が充分なものを飲むことをお薦めします。

第8章のおさらい

◎認知症を引き起こす一二のリスク因子
◎一〇〇歳を超えても健康な「センテナリアン」の生活習慣から学ぶ
◎足腰と心肺機能を鍛える
◎明るく、前向きに生きる
◎脳の検査VSRADを受ける
◎確実に効果があるイチョウ葉エキスを服用する
◎コエンザイムQ10の摂取も効果的
◎ロトリガを服用する

おわりに

今から二〇〇〇年以上も前の医聖、医学の父と尊敬されているギリシャのヒポクラテスは次のような言葉を残しました。

「汝の食事を薬とし、汝の薬は食事とせよ」

「食べ物は健康と長寿と我々の幸福の源」

きっと納得がいくのではないかと思います。

皆さんはこの本を読まれる前は、歳をとると物忘れが進んで脳の機能が低下するのは、加齢現象であって仕方ないことだと考えていたでしょう。しかし、その考え方をする人はもういないはずです。

この本では、一体どういう食事をしたら脳の機能低下を抑えて認知症を予防することができるかについて詳しく書きました。

認知症は歳をとったからなるのではなく、この病気になるのに、二〇年くらいの時間がかかっていることは再三述べてきました。若年性認知症は五〇歳から始まる人もいますから、三〇歳を過ぎたら認知症にならないような食事を心がける必要があるということです。

適切な食事を行い、健康的な生活習慣を身に付けさえすれば、記憶力の低下も大幅に抑えることができるのです。そして、認知症とは無縁で一〇〇歳まで健康に生きることができるのです。


そのためにいちばん大事なのは、全身の慢性炎症を防ぐことです。

慢性炎症を引き起こすＡＧＥを徹底して排除する——。それには、ＡＧＥを含む食品を避け、ＡＧＥを発生させる調理法を避け、そしてＡＧＥの元になる糖質（炭水化物）の摂取を出来るだけ減らす——、ということでしたね。

私と妻は努力して、こうした食事術と生活習慣を実践しています。自分で言うのも憚られますが、私と妻はみんなが驚くほど若々しくて健康的で肌も柔らかくすべすべです。誰も私が七二歳だとは思いません。仕事もバリバリこなして、オフには旅行したり、執筆活動を行い充実した楽しい人生を満喫しています。

この源は食事なのです。

さあ、あなたもこの本からたくさん学んで、確実に実行して、最高の健康と若さを手に入れて素晴らしい人生を送ってください。

牧田善二

牧田善二（まきた ぜんじ）
糖尿病専門医、AGE 牧田クリニック院長。医学博士。1979 年、北海道大学医学部卒業。地域医療に従事したあと、ニューヨークのロックフェラー大学医生化学講座などで糖尿病合併症の原因である AGE の研究を約 5 年間行う。北海道大学医学部講師、久留米大学医学部教授を経て、2003 年に「AGE 牧田クリニック」を東京・銀座に開業。延べ 20 万人以上の患者を診ている。『糖質中毒　痩せられない本当の理由』、『医者が教える食事術』、『医者が教えるダイエット』など著書多数。

文春新書

1418

認《にん》知《ち》症《しょう》にならない 100 まで生《い》きる食《しょく》事《じ》術《じゅつ》

2023 年 10 月 20 日　第 1 刷発行

著　　者　　牧　田　善　二
発 行 者　　大　松　芳　男
発 行 所　株式会社　文　藝　春　秋

〒102-8008　東京都千代田区紀尾井町 3-23
電話（03）3265-1211（代表）

印 刷 所　　理　想　社
付物印刷　　大 日 本 印 刷
製 本 所　　大　口　製　本

定価はカバーに表示してあります。
万一、落丁・乱丁の場合は小社製作部宛お送り下さい。
送料小社負担でお取替え致します。

©Makita Zenji 2023　　Printed in Japan
ISBN978-4-16-661418-9

本書の無断複写は著作権法上での例外を除き禁じられています。
また、私的使用以外のいかなる電子的複製行為も一切認められておりません。